人工智能
在前列腺癌诊疗中的应用

Artificial Intelligence in the Management of Prostate Cancer

主　编　陈　锐　曹志兴

主　审　王林辉

副主编　刘　飞

上海科学技术出版社

图书在版编目（CIP）数据

人工智能在前列腺癌诊疗中的应用 / 陈锐，曹志兴
主编． -- 上海 ： 上海科学技术出版社，2023.2
ISBN 978-7-5478-6041-0

Ⅰ．①人… Ⅱ．①陈… ②曹… Ⅲ．①人工智能－应
用－前列腺疾病－癌－诊疗 Ⅳ．①R737.25-39

中国版本图书馆CIP数据核字(2022)第237473号

人工智能在前列腺癌诊疗中的应用
主　编　陈　锐　曹志兴
主　审　王林辉
副主编　刘　飞

上海世纪出版（集团）有限公司
上海 科 学 技 术 出 版 社　出版、发行
（上海市闵行区号景路 159 弄 A 座 9F - 10F）
邮政编码 201101　　www.sstp.cn
上海盛通时代印刷有限公司印刷
开本 787×1092　1/16　印张 13.75
字数 220 千字
2023 年 2 月第 1 版　2023 年 2 月第 1 次印刷
ISBN 978 - 7 - 5478 - 6041 - 0/R·2686
定价：88.00 元

本书如有缺页、错装或坏损等严重质量问题，请向印刷厂联系调换

内 容 提 要

人工智能是医学研究中最前沿的技术之一,本书是当前临床医学和人工智能"医工交叉、医工联合"的研究成果总结。书中聚焦人工智能在前列腺癌诊疗中的前沿应用,介绍了前列腺癌的临床背景、常用的人工智能分析方法,以及人工智能精准化辅助前列腺癌早期诊断、治疗效果预测、治疗方案制订、随访方案制订等内容;重点阐述了当前研究较为成熟的前列腺癌病理诊断、影像诊断中的识别和预测技术领域的进展。

本书有助于进一步推动人工智能在前列腺癌诊疗中的应用与发展,可作为泌尿外科临床医生、人工智能和医疗数据相关工作人员的参考书。

编　委　会

主编

陈　锐　海军军医大学第一附属医院泌尿外科
　　　　海军军医大学卫生统计学教研室
曹志兴　华东理工大学信息科学与工程学院

主审

王林辉　海军军医大学第一附属医院泌尿外科

副主编

刘　飞　中国医学科学院肿瘤医院泌尿外科

学术秘书

牟伟明　朱凌煊

编者（按姓氏拼音排序）

曹志兴　华东理工大学信息科学与工程学院
陈　辉　东部战区总医院病理科
陈　琪　海军军医大学卫生统计学教研室
陈　锐　海军军医大学第一附属医院泌尿外科
程　超　海军军医大学第一附属医院核医学科
范麟龙　海军军医大学第一附属医院泌尿外科
郭仲秋　海军军医大学第一附属医院核医学科
郝　强　海军军医大学第一附属医院影像科

何必鸣　同济大学附属东方医院泌尿外科

吉　进　海军军医大学第一附属医院泌尿外科

景国东　海军军医大学第一附属医院影像科

刘　飞　中国医学科学院肿瘤医院泌尿外科

柳文强　海军军医大学第一附属医院泌尿外科

鲁文浩　广西医科大学基因组与个体化医学研究中心

牟伟明　上海交通大学医学院附属第一人民医院泌尿外科

年新文　海军军医大学第一附属医院泌尿外科

瞿　旻　海军军医大学第一附属医院泌尿外科

沈显琦　海军军医大学第一附属医院泌尿外科

宋子健　上海交通大学医学院附属仁济医院泌尿外科

汤　珺　华东理工大学信息科学与工程学院

彭圣德　华东理工大学信息科学与工程学院

塔　娜　海军军医大学第一附属医院病理科

王　潇　浙江大学第一附属医院泌尿外科

王富博　广西医科大学基因组与个体化医学研究中心

温健男　北部战区总医院第一派驻门诊部

谢立平　浙江大学第一附属医院泌尿外科

谢彦奇　浙江大学第二附属医院泌尿外科

许雨锶　海军军医大学第二附属医院泌尿外科

杨　阳　东部战区总医院临床检验科

杨翰超　中国科学技术大学管理学院

杨亲亲　海军军医大学第一附属医院核医学科

张倩雯　海军军医大学第一附属医院影像科

张文辉　海军军医大学第一附属医院泌尿外科

赵宪芝　海军军医大学第一附属医院放疗科

赵文娟　上海理工大学健康科学与工程学院

朱凌煊　中国医学科学院肿瘤医院病因与癌变教研室

序 一

　　人工智能是引领未来的战略性新兴技术，是驱动新一轮科技革命和产业变革的重要力量。2022年，科技部、教育部、国家卫生健康委员会等六部门联合发布了《关于加快场景创新以人工智能高水平应用促进经济高质量发展的指导意见》。党的二十大报告将"健康中国"作为我国2035年发展总体目标的一个重要方面，提出"把保障人民健康放在优先发展的战略位置，完善人民健康促进政策"，并对"推进健康中国建设"做出全面部署。人工智能正是实施"健康中国2030"规划的重要抓手，也是推动我国医疗科技跨越发展、医疗产业优化升级、医疗水平整体跃升的重要途径之一。2021年，DeepMind公司开发的AlphaFold，突破了蛋白质三维结构预测的难题，改变了传统生命科学/医学的研究范式，加速了"人工智能＋生命科学/医学"领域的研究。近年来，人工智能已经在健康管理、病理分析、药物研发、基因测序等领域取得了令人瞩目的成果，尤其是在恶性肿瘤的影像辅助诊断、精准医疗等方面发挥了显著的作用。

　　前列腺癌是全球男性发病率第二的恶性肿瘤，是老年男性健康的重大威胁之一。由海军军医大学陈锐副主任医师和华东理工大学曹志兴教授主编的《人工智能在前列腺癌诊疗中的应用》一书，针对前列腺癌诊疗这一重大社会需求，系统总结了近年来国内外前列腺癌诊疗方面的先进技术和方法，尤其是结合大数据、人工智能等新一代信息技术实现前列腺癌数字化、精准化和智能化诊疗。此书结合"人工智能＋医学"领域的发展趋势，聚焦人工智能在前列腺癌诊疗中的前沿应用，内容详细、丰富、实用、易懂，希望一线医疗工作者和人工智能领域研究人员能从中获得启迪，共同推进"人工智能＋医学"的应用与发展！

陈杰

同济大学校长

中国工程院院士

2022年11月

序　二

医学是人工智能深入应用和开发的主要领域之一。在医学科研、临床诊疗等环节，人工智能发挥了重要的作用。教育部、国家发展和改革委员会、财政部联合制定了《关于"双一流"建设高校促进学科融合加快人工智能领域研究生培养的若干意见》，将人工智能纳入"国家关键领域高层次人才培养专项招生计划"的范围，充分体现了党和国家的发展战略。

本书详细描述了人工智能技术在前列腺癌诊疗中最新的应用现状，分章系统地介绍了人工智能技术在前列腺癌的诊断、治疗、疗效预测、随访等方面的应用。本书内容翔实，语言通俗易懂，参编的临床医学、公共卫生学、信息工程学等多学科的青年学者阐述了他们对人工智能发展的深入思考，为从事相关产业研究的人员提供了可借鉴的经验。该书的出版有助于人工智能技术赋能临床诊疗，有助于提高全民健康水平，促进"健康中国 2030"目标的实现。

衷心祝贺陈锐副主任医师和曹志兴教授主编的《人工智能在前列腺癌诊疗中的应用》面世，希望从事信息工程、医疗健康的工作者能从中获得启示，共同推进人工智能技术在医学领域的应用与发展！

中国工程院院士

中国人民解放军总医院肾脏疾病国家重点实验室主任

2022 年 11 月

序　三

　　人工智能作为21世纪科技发展的重要方向之一,在社会生产、生活的各个领域都有望获得广泛应用。医学千百来年承载着"除人类之病痛,助健康之完美"的神圣使命。当今的医学科学,在科技高度繁荣的时代已获得前所未有的发展,人工智能技术的到来有望进一步推动医学的现代化、精准化和智能化。

　　国家卫生健康委员会发布《医疗机构设置规划指导(2021—2025年)》,要求推进人工智能等新兴技术与医疗服务深度融合,推动智慧医学和医院信息远程建设,充分体现了我国政府与医疗主管部门对医学人工智能和医学信息化建设的重视程度。在这一背景之下,来自临床医学、统计学、信息科学的青年学者,怀着对医学大数据、医学人工智能的兴趣聚在一起,充分交流、互相学习、共同研究,并在这一过程中编写了本书。本书主编在人工智能与前列腺癌诊疗领域耕耘多年,拥有丰富的科研成果和研究经验,掌握国内外该领域的前沿进展。华东理工大学信息科学与工程学院曹志兴教授团队长期致力于机器学习、医疗图像大数据和复杂生化反应智能建模领域的前沿研究,取得了一系列创新成果。

　　本书介绍了人工智能技术在前列腺癌诊疗近五年的应用和研究进展,从前列腺癌这一疾病入手,阐述当前人工智能技术在医疗领域,特别是肿瘤诊疗领域中的应用,相信本书能够给读者带来一些新的启示与思考。我们企盼来自信息学和临床医学的各位同行在相关领域进行更广泛和深入的交流,共同推进医学人工智能的发展。

　　最后,我衷心地向为本书付出辛勤劳动的编者们表示感谢!

海军军医大学第一附属医院泌尿外科主任

上海市医师协会泌尿外科医师分会会长

上海市医学会男科专科分会主任委员

2022年11月

前　言

　　人工智能是 21 世纪国家战略的重要组成部分,其在经济、科技、教育、医疗等领域都有着巨大的潜力和应用前景。人工智能不仅是未来经济发展的新引擎,而且是未来国际竞争的焦点和提升国家竞争力的重要技术手段。在医疗卫生领域,人工智能的应用已经成为重要的研究方向。作为临床医生,我们感觉到肿瘤诊疗中的信息化、智能化时代的到来;作为信息工程研究人员,我们意识到医疗卫生、生命健康领域是信息化和人工智能应用的重要前沿场景。

　　近两年,人工智能在医疗领域中的应用已经引起了国内外广泛关注,许多著作问世,帮助读者了解医学人工智能发展的方向。然而,目前业内还缺乏针对恶性肿瘤人工智能诊疗的相关著作。特别是前列腺癌,这是全世界男性发病率第二位的恶性肿瘤,也是我国男性泌尿系统最常见的恶性肿瘤。与其他种类的恶性肿瘤相比,前列腺癌的诊疗周期长、患者生存期长、治疗方式选择多,在患者的诊疗过程中能积累相对更加大量的临床、检验、检查、基因组学的数据。这些海量的数据,使得人工智能算法在此场景可以合理应用。

　　海军军医大学第一附属医院泌尿外科团队,在历任主任与高旭教授等专家的带领下,投入大量精力关注前列腺疾病的信息化建设,建立了国内最早的具有自主知识产权的前列腺癌数据库 PC‑Follow,并于 2015 年拓展为多中心在线数据库,目前共有成员单位 235 家,库内病例数突破 44 000 例,最长随访时间超过 20 年,已成为国内使用最广、数据最多的前列腺癌专病数据库,对于我国前列腺疾病的流行病学、患者特征研究具有重要意义。2020 年,团队首次绘制中国人前列腺癌全景基因图谱,构建亚洲人群中唯一的前列腺癌多组学数据库(www.cpgea.com)。

　　本书结合编者长期的研究成果与“人工智能＋医学”领域发展趋势,从前列腺癌风险评估、预后预测、影像诊断、病理诊断、分子分型、治疗随访等多个角度剖析目前人工智能在前列腺癌诊疗的前沿应用以及未来技术发展趋势,主要内容包括前列腺癌的临床背景,常用的人工智能分析方法及人工智能在前列腺癌早期诊断、治疗效果预测、治疗方案制订、随访方案制订中的应用,重点介绍了当前研究较为成熟的前列腺癌病理诊断、影像诊断中的图像识别和前列腺癌预测技术方面的进展,可供泌尿外科临床医生、人工智能和医疗大数据相关工作人员参考使用。

由于编者经验和水平有限,书中难免存在不足之处,恳请广大读者不吝赐教、批评指正。

编者

2022 年 10 月

目　　录

第一章　前列腺癌概述

关键词：前列腺癌，发病率，危险因素，预防与筛查，分子机制，分子分型，临床挑战

前列腺癌是全球老年男性健康的重大威胁。其发病率高，病程长，晚期治疗效果差，因此前列腺癌的防治工作有重要的价值。随着全世界医学研究的不断深入，对于前列腺癌的危险因素有较为初步的认识。在前列腺癌的预防与筛查方面，中国学者也提出了适合本国国情的筛查意见。在前列腺癌的分子机制方面，以欧美研究为主，但是中国学者也鉴定出部分中国人前列腺癌的特征，并提出了分子分型的初步建议。随着医学研究数据的不断增加，提高前列腺癌精准诊断与治疗的需求越来越迫切。通过人工智能技术对于现有数据的学习，我们期待能对前列腺癌进行精准诊断，尽量避免不必要的穿刺，减轻患者痛苦。同时对于前列腺癌患者进行精准分型，预测高低位程度及预后。通过对患者测序数据的解读，人工智能辅助临床决策，提供更加规范的治疗建议。通过人工智能技术在前列腺癌中的应用，显著提高国家前列腺癌的诊治水平，提供较为均质的医疗服务，造福患者。

第一节　前列腺癌的发病率

前列腺癌（prostate cancer，PCa）是世界范围内男性发病率第二、死亡率第五的恶性肿瘤，2020 年全球新发病例约 141.4 万例，死亡 37.5 万例[1]。前列腺癌的发病率存在巨大的地区差异，其中大洋洲（111.6/10 万人）与北美地区（97.2/10 万人）最高，东亚（10.5/10 万人）与中亚地区（4.5/10 万人）较低[2]。在中国，随着人口老

龄化及生活方式的现代化,前列腺癌发病率快速增长,已成为男性发病率第六、死亡率第七的恶性肿瘤,2016 年中国新发病例约 7.8 万例,死亡约 3.3 万例,是男性健康的严重威胁[3],我国前列腺癌发病率虽远小于欧美地区,但死亡率较高,该现象可能与我国未开展大规模前列腺特异性抗原(prostate specific antigen,PSA)筛查,大量患者就诊时分期较晚有关[4,5]。此外,前列腺癌发病率存在较大城乡差异,数据显示,发病率最高的南方城市地区的发病率为最低的东部农村地区的 3.6 倍(10.2/10 万人 vs. 2.8/10 万人)[3]。其中大城市发病率更高,以上海为例,前列腺癌是上海老年男性发病率第四的恶性肿瘤,2015 年统计数据显示发病率达到 15.1/10 万人,远高于全国平均水平[6]。快速增长的发病率与高死亡率,已经成为我国老年男性健康的严重威胁,且前列腺癌患者管理周期长,晚期治疗效果差,前列腺癌的防治工作具有重要的社会经济价值。

第二节　前列腺癌的风险因素

风险因素是指该因素会增加罹患前列腺癌的风险,但存在该因素并不表明一定会发病。前列腺癌的发生发展由多种原因造成,包括遗传、生活方式等[7]。目前认为前列腺癌的常见风险因素包括以下几个方面(图 1-1)。

一、年龄

前列腺癌发病率随着年龄增长而增加[8]。除家族病史人群外,50 岁以下前列腺癌患者较为罕见。美国 SEER 数据库显示,50～54 岁发病率为 114.1/10 万人,55～59 岁为 249.1/10 万人,60～64 岁为 418.3/10 万人,65～69 岁为 631.1/10 万人,70 岁以后发病率较为稳定[9]。与西方不同的是,我国 60 岁以下人群罹患前列腺癌的概率较低,占全部新发病例的 6%,60～74 岁患者发病率占全体患者的 40.2%,75 岁以上患者占 53.8%[10]。

二、家族遗传

大约 15% 的前列腺癌患者的父亲或兄弟(一级亲属)中有前列腺癌病史[11]。一级亲属中有前列腺癌患者,那么其本人罹患前列腺癌的危险性增加 1 倍,并且发病年龄提前[12]。如果存在 2 个或 2 个以上一级亲属患前列腺癌,其风险增加 5～17 倍。但有家族史患者与无家族史患者在疾病发生发展的经过上并无明显差异。

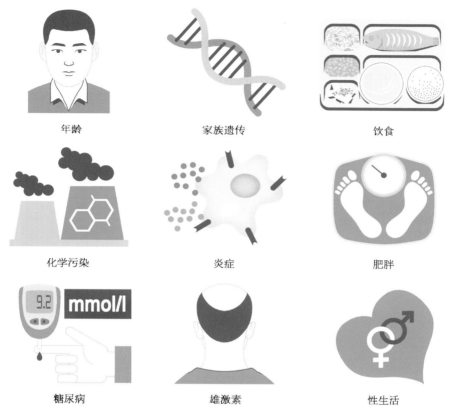

年龄　　　　　　　家族遗传　　　　　　饮食

化学污染　　　　　　炎症　　　　　　　肥胖

糖尿病　　　　　　雄激素　　　　　　性生活

图 1-1　前列腺癌的风险因素

大约 9% 的前列腺癌患者由遗传易感基因导致[13]。研究显示[14,15]，多种基因的突变与家族性前列腺癌相关，其中包括 $P53$、$BCL-2$、$Ki-67$、$BRAC1/2$、$HOXB13$、$NBS1$、$CHEK2$ 和 $PALB2$ 等，通过建立基因组学与临床数据的大数据分析模型，有助于及早干预高风险的家族人群。

三、饮食

许多研究都显示饮食因素可以影响前列腺癌患病风险，如番茄红素、西蓝花、植物脂肪、咖啡等对于降低前列腺癌风险有一定的帮助[16]。

（一）脂肪

早前研究显示，前列腺癌特异性死亡率与该国脂肪消耗量有关[17]。动物实验也证实，对于移植前列腺癌的小鼠给予低脂饮食可以抑制其肿瘤增长[18]。但是随后的病例对照研究并未证实脂肪摄入会增加前列腺癌风险。欧洲指南认为，摄入油炸食物可能增加前列腺癌患病风险[19]。最新的研究成果表明,前列腺癌具有独特的脂肪代谢特性,过量的脂肪摄入可能会增加体内雄激素的水平,从而促进癌症进展[20,21]。但是 ω-3 脂肪酸又可以抑制前列腺肿瘤细胞的增长[22]。

（二）乙醇（酒精）

乙醇（酒精）是世界卫生组织公布的一级致癌物。《柳叶刀》发表的一项研究显示,乙醇（酒精）的安全摄入剂量为零[23]。研究显示,经常性大量饮酒会增加前列腺癌的患病风险[24]。一项荟萃分析显示,乙醇（酒精）摄入水平与前列腺癌风险之间存在明显的剂量关系[25]。

（三）咖啡

摄入咖啡可以降低罹患前列腺癌的风险,但具体机制尚不清楚[26]。

（四）番茄红素

番茄红素是一种抗氧化剂,被认为具有一定的抗癌作用。荟萃分析显示,番茄红素的摄入使前列腺癌的发病风险逐渐降低,对前列腺癌有一定的预防作用[27,28]。

（五）豆制品／植物雌激素

荟萃分析显示,植物雌激素的摄入与罹患前列腺癌风险降低显著相关,植物雌激素的来源包括大豆与大豆制品[29,30]。

（六）维生素

维生素 D 在高剂量与低剂量时都会增加罹患前列腺癌的风险,其作为降低罹患前列腺癌风险作用的最佳范围很窄,不推荐进行补充[31]。血清硒元素与维生素 E 水平和罹患前列腺癌风险成反比[32]。

（七）其他

荟萃分析显示,红肉与加工肉制品未增加罹患前列腺癌的风险[33]。乳制品与钙的摄入可能增加罹患前列腺癌的风险[34]。过度使用复合维生素会增加晚期前列腺癌与致命性前列腺癌的风险[35]。

四、化学污染

水中重金属元素镉等的暴露也会增加罹患前列腺癌的风险[36]。

五、炎症

炎症会导致前列腺上皮受损,免疫细胞浸润,诱导表观遗传的改变,可能与前列腺癌的发生有关[37]。尽管荟萃分析显示前列腺炎会增加患癌的风险,但是有学者认为,是炎症导致的 PSA 升高,从而增加了更多前列腺穿刺活检,导致确诊增多,炎症促进前列腺癌的机制尚不完全明确[38]。

六、肥胖

度他雄胺减少前列腺癌事件(the reduction by dutasteride of prostate cancer events,REDUCE)研究显示,肥胖降低了罹患低级别前列腺癌的风险,但是增加了罹患高级别前列腺癌的风险[39]。世界癌症基金会研究报道也显示,肥胖与前列腺癌相关[40]。

七、糖尿病

队列研究显示,使用二甲双胍可以降低罹患前列腺癌的风险,而其他口服降糖药并未发现这种效果[41]。

八、雄激素

前列腺的生长发育与雄激素密切相关[42]。青春期前去势人群无前列腺增生,也无前列腺癌的报道[43]。

所有形式的雄激素剥夺都会导致前列腺退化、PSA水平下降、前列腺癌和上皮细胞凋亡及前列腺癌患者的临床反应[44]。

两项使用5-α抑制剂(非那雄胺和度他雄胺)的大规模化学预防试验的结果表明,前列腺内雄激素可调节前列腺癌的风险。在这两项研究中,虽然高级别疾病的风险增加,但总体前列腺癌风险降低[45,46]。非裔美国人、白种人和日本男性的血清睾酮水平,尤其是DHT水平与前列腺癌的总体风险之间存在相关性[47-49]。但是研究也显示,补充睾酮不会增加前列腺癌风险[50]。游离睾酮浓度极低(后10%)的男性罹患前列腺癌的风险较低[51]。

九、性生活

规律的性生活有助于降低前列腺癌的风险。研究显示,每月射精频率大于21次与4～7次相比可以显著降低前列腺癌风险[52]。但是如果存在风险性活动,将前列腺暴露于性传播疾病感染源,如梅毒、性伴侣多等可能会增加罹患前列腺癌的风险[53]。

总之,前列腺癌是遗传因素与环境因素共同作用导致的肿瘤,单一因素都不能解释前列腺癌的发病机制。

第三节　前列腺癌的预防和筛查

一、预防

癌症提倡三级预防,即对不同人群、不同阶段采取不同的预防措施[54]。一级预防是指病因预防,前列腺癌的致病因素较为复杂,尚未完全明确。

前列腺癌的预防原则与其他癌症的预防原则相似,提倡通过健康的生活方式积极防癌,包括参加体育锻炼、健康饮食、规律性生活、不吸烟、避免二手烟、不饮酒、减少职业暴露于危险致癌物和重金属等。

其中,前列腺癌特有的预防包括以下内容。

(一) 5-α 还原酶抑制剂

前列腺癌预防试验(the prostate cancer prevention trial,PCPT)通过使用非那雄胺进行随机对照,发现服用非那雄胺组较安慰剂组发病率降低,但高 Gleason 评分患者较安慰剂组增多[55]。REDUCE 试验也证实度他雄胺可以降低罹患前列腺癌的风险,但其不良反应还需要更谨慎的评估[56]。

(二) 番茄红素化学预防

蔬菜水果对于癌症的预防作用是明确的,但是其中的具体作用元素尚不完全清楚。目前主要认为番茄红素具有潜在抗癌活性[57]。

二级预防为"三早"原则,即早发现、早诊断、早治疗前列腺癌。定期体检,特别是有家族病史的人群,更需要进行定期 PSA 筛查,早期发现前列腺癌。确诊患者应到正规医疗机构接受规范治疗,提高生存率,改善生活质量[58]。

三级预防是指康复学预防,是指通过对症治疗延长患者生存时间及提高生存质量[59]。主要包括姑息治疗和对症治疗。包括通过放、化疗,新型内分泌治疗,靶向治疗与免疫治疗降低患者肿瘤负荷;按照阶梯镇痛原则治疗前列腺癌骨转移患者的骨痛,提高生存质量。

二、筛查

早期前列腺癌,在规范治疗的情况下,患者 5 年生存率达 90% 以上,但是晚期前列腺癌患者 5 年生存率显著下降[60]。因此,前列腺癌的早期诊断对于提高前列腺癌患者的预后有明显作用。目前,前列腺癌的筛查主要是通过血清 PSA 检测进行,其在前列腺癌患者的诊疗、判断病情进展与预后中仍有不可取代的地位[61]。自 20 世纪 80 年代以来,PSA 被用于前列腺癌的筛查大幅提高了前列腺癌检出率,并且降低了前列腺癌致死率[62]。由于诸多原因,国内尚未开展前列腺癌的大规模筛查。PSA 筛查始终是前列腺癌领域一个较为有争议的话题[63]。有研究认为,PSA 大规模人群筛查对人群的生存获益有限[64]。但是新的证据表明[65,66],PSA 筛查提高了前列腺癌的诊断率;检出了更多的局限性前列腺癌,减少了侵袭性前列腺癌的检出;未观察到前列腺癌特异的生存获益和总的生存获益。

目前,《前列腺癌筛查中国专家共识》对国内的筛查工作进行了指导[67],以期早期发现前列腺癌,降低死亡率。筛查以 PSA 检测为主,不推荐其他检测方法。

筛查建议如下。

（1）对身体状况良好,且预期寿命在 10 年以上的男性开展基于 PSA 检测的前列腺癌筛查。

（2）血清 PSA 检测每 2 年进行 1 次,根据患者的年龄和身体状况决定 PSA 检测的终止时间。

（3）对于前列腺癌高危人群应尽早开展基于血清 PSA 检测的筛查;高危人群定义为:① 年龄＞50 岁的男性;② 年龄＞45 岁且具有前列腺癌家族史的男性;③ 年龄＞40 岁且基线 PSA＞1 μg/L 的男性;④ 携带 *BRCA2* 基因突变且年龄＞40 岁的男性。

第四节　前列腺癌的主要发病分子机制

前列腺癌被认为是一种高度异质性的肿瘤,这种高度异质性导致其诊断治疗、预后判断十分困难。这种异质性是由多种分子机制的参与导致的。前列腺癌的发病是多分子、多步骤的过程[68]。遗传与表观遗传共同参与前列腺癌的发生发展过程。基因的突变、启动子下调、转录后修饰等机制都参与前列腺癌的发病过程。通过全基因组关联研究(genome-wide association studies,GWAS),已经确定了 100 多个前列腺癌易感位点[69]。研究显示,通过对 1 328 例前列腺癌患者进行基因检测,总体的致病突变高达 15.6%,其中 10.9% 与 DNA 修复有关。其中包括 *BRCA2*、*CHEK2*、*ATM*、*BRCA1*、*HOXB13*、*MLH1*、*MSH2*、*PMS2*、*EPCAM*、*NBN* 和 *TP53* 等[70]。

表观遗传学是指改变基因表达但不改变 DNA 序列,在癌症发病中起到重要作用,包括 miRNA、lncRNA 的调节,DNA 的甲基化,去甲基化及染色质的重构等。

非编码 RNA 在肿瘤发生发展中起到重要作用,目前研究较多的为 miRNA(micro RNA,长度在 25 个核酸以下)及 lncRNA(long non-coding RNA,长度大于 200 个核酸)。非编码 RNA 可以通过多种机制调控基因表达,影响细胞内信号转导、DNA 修复、抑制凋亡、调节 AR 通路[71]。非编码 RNA 同时也可以作为诊断的标志物,并且在判断预后方面有较大的价值,研究比较深入的非编码 RNA 包括 PCA3(prostate cancer antigen 3)、PGGEM1(prostate cancer gene expression marker 1)及 MALAT1(metastasis-associated lung adenocarcinoma transcript 1)等通过多种机制参与前列腺癌的进展[72,73]。

DNA 的甲基化改变如高甲基化和去甲基化都会导致癌症的发展。现阶段研究显示,在前列腺癌中,有 50 多个基因存在高甲基化改变,这些基因参与的生理过程包括激素反应、信号转导、细胞周期调控、DNA 修复、炎症反应、肿瘤抑制、炎症细胞浸润等[74]。低甲基化也通过癌基因激活促进肿瘤进展。染色质重构与蛋白质翻译后修饰也是前列腺癌基因异常的重要机制[75]。

雄激素受体(androgen receptor,AR)基因及其相关通路是前列腺癌最重要的分子改变[76]。研究显示,前列腺癌的 AR 基因改变是早期驱动因素之一,包括激活 FOXA1 突变和 NCOA2 扩增,以驱动肿瘤进展。并且在晚期发展到趋势抵抗性前列腺癌(castration-resistant prostate cancer,CRPC)阶段,AR 的改变促进了肿瘤的耐药,增加了肿瘤治疗的难度[77]。

基因融合是癌症常见的基因改变之一。有研究显示,前列腺干细胞发生 TMPRSS2∶ERG 基因融合,被认为是前列腺癌启动的初始事件[78]。此外,还有 SPINK1 与 RAF 的融合基因也参与前列腺癌进展。融合基因可以作为诊断标志物与前列腺癌治疗的靶点。另外,叉头样转录因子 A1(Forkhead box A1,FOXA1)、异柠檬酸脱氢酶(isocitrate dehydrogenase,IDH1)、E3 泛素连接酶斑点锌指结构蛋白(speckle-type POZ protein,SPOP)基因突变也是前列腺癌发生的重要驱动基因[79]。

分子生物学的进展使我们了解到上述分子机制之间存在复杂的调控关系,相互作用,形成调控网络,如 lncRNA 调控 miRNA 进行甲基化调控,从而促进肿瘤进展。因此,针对单独靶点的干预,并不能取得理想的治疗效果。

第五节　前列腺癌常见的分子分型

随着国内外对前列腺癌基础研究的深入,有学者发现中国人群前列腺的预后及对于 ADT 治疗的反应优于西方人群[80]。这一现象使得学者对于揭示不同人群的前列腺癌分子分型充满信心。TCGA 项目定义了 7 种前列腺癌的分子分型[81]:① ERG 融合基因;② ETV1 融合基因;③ ETV4 融合基因;④ FLI1 融合基因;⑤ SPOP 突变;⑥ FOXA1 突变;⑦ IDH1 突变。该分型广泛应用于西方前列腺癌患者的治疗决策及药物开发。中国人群最新的研究显示[82],中国人群的前列腺癌分子分型与西方人群存在较大差异(图 1-2),在西方人群中占主导地位(最高达 60%)的 ETS 家族融合基因(包括 TMPRSS2∶ERG、ETV1 等)在中国人群中仅占 9%。而西方人群中仅占 4% 的 FOXA1 突变,在中国人群中高达 41%,排在第二位的是 SPOP 突变,为 13.6%。这两个基因突变是中国人前列腺癌的主要分子特征。对这两个靶点进行后续的药物研发有助于提高中国前列腺癌患者的获益。

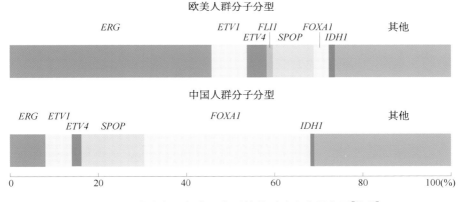

图 1-2　欧美人群与中国人群的前列腺癌分子分型[81,82]

第六节　前列腺癌诊疗面临的问题

前列腺癌的诊疗在全球与我国范围内都存在诸多问题亟须解决。首先是前列腺癌筛查与诊断的问题。随着人口老龄化及人们健康筛查意识的提高,我国前列腺癌发病率逐年增加,已经成为男性泌尿生殖系统发病率第一的恶性肿瘤[3]。但是前列腺特异性抗原(PSA)是前列腺特异性而非前列腺癌特异性,致使大量非临床显著性前列腺癌被检出,从而导致过度医疗,增加医疗花费的同时,也导致患者遭受不必要的身心痛苦,因此美国预防服务工作组(United States preventive services task force,USPSTF)曾在 2012 年叫停了 PSA 筛查。由于尚无取代 PSA 的有效指标,因此目前的临床实践还是以 PSA 及相关衍生指标为主[83]。研究显示,对非临床显著性患者的治疗并无明显生存获益[2],过度诊断必然导致过度治疗。随着基因测序技术与实验技术的进步,许多有前景的指标被全球的研究者发现,但是目前因为测序数据过于庞大,各种新发现的肿瘤标志物实验诊断数据仪器方式等的不统一,导致海量的文献研究与数据无法有效整合,仅停留在理论层面,无法在临床展开实际应用。我们期待 AI 技术可以对现存的海量测序数据、实验诊断数据等进行整合分析,及早对疑似前列腺癌患者发出预警,从而对患者进行智慧筛选与精准诊断,提高穿刺效率或取代穿刺。

其次,病理学诊断也是前列腺癌诊断的难点。各地医院病理医师水平不均,特别是基层医院专业泌尿病理医师的缺乏,在客观上导致了部分患者穿刺后无法确诊、漏诊的发生。在病理诊断方面,AI 的应用研究较为成熟,可以通过机器学习确诊患者的病理切片,并形成可推广的 AI 辅助诊断系统,可以帮助医院提高前列腺癌诊断水平,避免漏诊、误诊,并减轻病理医师工作负担,使其仅需对复杂和疑难患者进行切片判读,实现精准医疗。

另外,影像学检查结果的精准判读也是前列腺癌诊疗中可以提高的一个方面。目前影像阅片诊断前列腺癌的作用有限,PI‐RADS 评分并不能对患者进行精准诊断,影像学预测能效偏低,大量的数据被闲置。并且随着检查仪器的更新,影像学检查的数据量越来越大,在一定程度上增加了阅片医师的工作负担,降低了工作效率。我们期待通过 AI 学习,可以对影像数据中的可疑病灶进行快速鉴别,提高年轻医师和基层医师的诊断能力,避免误诊、漏诊的发生,并且提高诊断能力,避免和减少前列腺穿刺。

目前的分子分型多采用西方的方案,但是研究已经证实,中国人群的前列腺癌有其自身特点,不能照搬西方的分子分型。本团队前期通过全基因组、转录组、表观组的大规模测序研究,提出了中国人群前列腺癌分子分型研究。未来可以使用 AI 技术进一步对中国人群分子分型进行分类鉴别,从而形成具有中国人群特色的前列腺癌分子分型,更好地指导治疗。

随着药物研发和各项临床研究的进展,各种指南几乎年年更新以适应新的研究和药物[84]。这必然会迫使临床医师不断更新自己的知识储备和临床决策。我国幅员辽阔，人口众多，经济发展与医疗水平参差不齐，一定程度上也造成了前列腺癌规范化治疗选择和执行的困难，同时前列腺癌患者病程长，甚至需要10年以上的长期规范化管理，患者确诊、治疗等信息的规范化记录与管理十分重要。在完善的患者信息和病历资料的基础上，使用 AI 系统对患者数据进行分析，并且根据最新的指南和意见，提供多项治疗意见供临床医师决策参考，可以帮助广大的年轻医师和基层医师为患者提供更好的治疗服务。

（吉 进 陈 锐）

参考文献

［1］ Sung H，Ferlay J，Siegel R L，et al. Global Cancer Statistics 2020：GLOBOCAN estimates of incidence and mortality worldwide for 36 cancers in 185 countries[J]. CA：a cancer journal for clinicians，2021，71(3)：209 - 249.

［2］ Mottet N，van den Bergh RCN，Briers E，et al. EAU-EANM-ESTRO-ESUR-SIOG Guidelines on Prostate Cancer-2020 Update. Part 1：Screening，Diagnosis，and Local Treatment with Curative Intent[J]. European urology，2021，79(2)：243 - 262.

［3］ Zheng R，Zhang S，Zeng H，et al. Cancer incidence and mortality in China，2016[J]. Journal of the National Cancer Center，2022，2(1)：1 - 9.

［4］ Sun D，Cao M，Li H，et al. Cancer burden and trends in China：A review and comparison with Japan and South Korea[J]. Chin J Cancer Res，2020，32(2)：129 - 139.

［5］ Zhu Y，Mo M，Wei Y，et al. Epidemiology and genomics of prostate cancer in Asian men[J]. Nature reviews Urology，2021，18(5)：282 - 301.

［6］ 鲍萍萍，吴春晓.上海市癌症流行现况和防治实践[J].上海预防医学，2020，32(11)：955 - 962.

［7］ Screening PDQ，Prevention Editorial B. Prostate Cancer Prevention (PDQ®)：Health Professional Version[J]. In：PDQ Cancer Information Summaries. edn. Bethesda (MD)：National Cancer Institute (US)，2002.

［8］ 黄健.中国泌尿外科和男科疾病诊断治疗指南(2019 版)[M].北京：科学出版社，2020.

［9］ Howlader N N A，Krapcho M，Miller D，et al. SEER Cancer Statistics Review (CSR) 1975 - 2017[J]. National Cancer Institute，2020.

［10］ Chen W，Zheng R，Baade P D，et al. Cancer statistics in China，2015[J]. CA：a cancer journal for clinicians，2016，66(2)：115 - 132.

［11］ Steinberg G D，Carter B S，Beaty T H，et al. Family history and the risk of prostate cancer[J]. The Prostate，1990，17(4)：337 - 347.

［12］ Hemminki K. Familial risk and familial survival in prostate cancer[J]. World J Urol，2012，30(2)：143 - 148.

［13］ Gronberg H，Isaacs S D，Smith J R，et al. Characteristics of prostate cancer in families potentially linked to the hereditary prostate cancer 1 (HPC1) locus[J]. Jama，1997，278(15)：1251 - 1255.

[14] Bauer J J, Srivastava S, Connelly R R, et al. Significance of familial history of prostate cancer to traditional prognostic variables, genetic biomarkers, and recurrence after radical prostatectomy [J]. Urology, 1998, 51(6): 970 - 976.

[15] Eeles R, Goh C, Castro E, et al. The genetic epidemiology of prostate cancer and its clinical implications[J]. Nature reviews Urology, 2014, 11(1): 18 - 31.

[16] Peisch S F, Van Blarigan E L, Chan J M, et al. Prostate cancer progression and mortality: a review of diet and lifestyle factors[J]. World J Urol, 2017, 35(6): 867 - 874.

[17] Armstrong B, Doll R. Environmental factors and cancer incidence and mortality in different countries, with special reference to dietary practices[J]. International journal of cancer, 1975, 15(4): 617 - 631.

[18] Connolly J M, Coleman M, Rose D P. Effects of dietary fatty acids on DU145 human prostate cancer cell growth in athymic nude mice[J]. Nutr Cancer, 1997, 29(2): 114 - 119.

[19] Lippi G, Mattiuzzi C. Fried food and prostate cancer risk: systematic review and meta-analysis [J]. Int J Food Sci Nutr, 2015, 66(5): 587 - 589.

[20] Butler L M, Mah C Y, Machiels J, et al. Lipidomic profiling of clinical prostate cancer reveals targetable alterations in membrane lipid composition[J]. Cancer research, 2021, 81(19): 4981 - 4993.

[21] Hämäläinen E, Adlercreutz H, Puska P, et al. Diet and serum sex hormones in healthy men[J]. J Steroid Biochem, 1984, 20(1): 459 - 464.

[22] Hanson S, Thorpe G, Winstanley L, et al. Omega-3, omega-6 and total dietary polyunsaturated fat on cancer incidence: systematic review and meta-analysis of randomised trials[J]. British journal of cancer, 2020, 122(8): 1260 - 1270.

[23] Wood A M, Kaptoge S, Butterworth A S, et al. Risk thresholds for alcohol consumption: combined analysis of individual-participant data for 599 912 current drinkers in 83 prospective studies[J]. The Lancet, 2018, 391(10129): 1513 - 1523.

[24] Dickerman B A, Markt S C, Koskenvuo M, et al. Alcohol intake, drinking patterns, and prostate cancer risk and mortality: a 30-year prospective cohort study of Finnish twins[J]. Cancer Causes Control, 2016, 27(9): 1049 - 1058.

[25] Zhao J, Stockwell T, Roemer A, et al. Is alcohol consumption a risk factor for prostate cancer? A systematic review and meta-analysis[J]. BMC cancer, 2016, 16(1): 845.

[26] Chen X, Zhao Y, Tao Z, et al. Coffee consumption and risk of prostate cancer: a systematic review and meta-analysis[J]. BMJ Open, 2021, 11(2): e038902.

[27] Chen P, Zhang W, Wang X, et al. Lycopene and risk of prostate cancer: a systematic review and meta-analysis[J]. Medicine, 2015, 94(33): e1260.

[28] Rowles J L, Ranard K M, Applegate C C, et al. Processed and raw tomato consumption and risk of prostate cancer: a systematic review and dose-response meta-analysis[J]. Prostate cancer and prostatic diseases, 2018, 21(3): 319 - 336.

[29] Zhang M, Wang K, Chen L, et al. Is phytoestrogen intake associated with decreased risk of prostate cancer? A systematic review of epidemiological studies based on 17 546 cases[J]. Andrology, 2016, 4(4): 745 - 756.

[30] Applegate C C, Rowles J L, Ranard K M, et al. Soy consumption and the risk of prostate cancer: an updated systematic review and meta-analysis[J]. Nutrients, 2018, 10(1): 40.

[31] Kristal A R, Till C, Song X, et al. Plasma vitamin D and prostate cancer risk: results from the selenium and vitamin E cancer prevention trial[J]. Cancer Epidemiol Biomarkers Prev, 2014, 23(8): 1494 - 1504.

[32] Cui Z, Liu D, Liu C, et al. Serum selenium levels and prostate cancer risk: A MOOSE-

compliant meta-analysis[J]. Medicine, 2017, 96(5): e5944.

[33] Bylsma L C, Alexander D D. A review and meta-analysis of prospective studies of red and processed meat, meat cooking methods, heme iron, heterocyclic amines and prostate cancer[J]. Nutr J, 2015, 14: 125.

[34] Gao X, LaValley M P, Tucker K L. Prospective studies of dairy product and calcium intakes and prostate cancer risk: a meta-analysis[J]. Journal of the National Cancer Institute, 2005, 97(23): 1768-1777.

[35] Lawson K A, Wright M E, Subar A, et al. Multivitamin use and risk of prostate cancer in the National Institutes of Health-AARP Diet and Health Study[J]. Journal of the National Cancer Institute, 2007, 99(10): 754-764.

[36] García Sánchez A, Antona J F, Urrutia M. Geochemical prospection of cadmium in a high incidence area of prostate cancer, Sierra de Gata, Salamanca, Spain[J]. Sci Total Environ, 1992, 116(3): 243-251.

[37] Sfanos K S, Yegnasubramanian S, Nelson W G, et al. The inflammatory microenvironment and microbiome in prostate cancer development[J]. Nature reviews Urology, 2018, 15(1): 11-24.

[38] Dennis L K, Lynch C F, Torner J C. Epidemiologic association between prostatitis and prostate cancer[J]. Urology, 2002, 60(1): 78-83.

[39] Vidal A C, Howard L E, Moreira D M, et al. Obesity increases the risk for high-grade prostate cancer: results from the REDUCE study[J]. Cancer Epidemiology, Biomarkers & Prevention: a Publication of the American Association For Cancer Research, Cosponsored by the American Society of Preventive Oncology, 2014, 23(12): 2936-2942.

[40] De Pergola G, Silvestris F. Obesity as a major risk factor for cancer[J]. J Obes, 2013: 291546.

[41] Preston M A, Riis A H, Ehrenstein V, et al. Metformin use and prostate cancer risk[J]. European urology, 2014, 66(6): 1012-1020.

[42] Imperato-McGinley J, Gautier T, Zirinsky K, et al. Prostate visualization studies in males homozygous and heterozygous for 5 alpha-reductase deficiency[J]. J Clin Endocrinol Metab, 1992, 75(4): 1022-1026.

[43] 黄敏玉,黄群,吴军.前列腺癌内分泌治疗的研究进展[J].右江医学,2016,44(2): 225-228.

[44] Peters C A, Walsh P C. The effect of nafarelin acetate, a luteinizing-hormone-releasing hormone agonist, on benign prostatic hyperplasia[J]. The New England journal of medicine, 1987, 317(10): 599-604.

[45] Andriole G L, Bostwick D G, Brawley O W, et al. Effect of dutasteride on the risk of prostate cancer[J]. The New England journal of medicine, 2010, 362(13): 1192-1202.

[46] Thompson I M, Goodman P J, Tangen C M, et al. The influence of finasteride on the development of prostate cancer[J]. The New England journal of medicine, 2003, 349(3): 215-224.

[47] Ellis L, Nyborg H. Racial/ethnic variations in male testosterone levels: a probable contributor to group differences in health[J]. Steroids, 1992, 57(2): 72-75.

[48] Ross R K, Bernstein L, Lobo R A, et al. 5-alpha-reductase activity and risk of prostate cancer among Japanese and US white and black males[J]. Lancet (London, England), 1992, 339(8798): 887-889.

[49] Wu A H, Whittemore A S, Kolonel L N, et al. Serum androgens and sex hormone-binding globulins in relation to lifestyle factors in older African-American, white, and Asian men in the United States and Canada[J]. Cancer Epidemiology, Biomarkers & Prevention: a Publication of the American Association For Cancer Research, Cosponsored by the American Society of Preventive Oncology, 1995, 4(7): 735-741.

[50] Haider A, Zitzmann M, Doros G, et al. Incidence of prostate cancer in hypogonadal men

receiving testosterone therapy: observations from 5-year median followup of 3 registries[J]. The Journal of urology, 2015, 193(1): 80 - 86.

[51] Watts E L, Appleby P N, Perez-Cornago A, et al. Low free testosterone and prostate cancer risk: a collaborative analysis of 20 prospective studies[J]. European urology, 2018, 74(5): 585 - 594.

[52] Rider J R, Wilson K M, Sinnott J A, et al. Ejaculation frequency and risk of prostate cancer: updated results with an additional decade of follow-up[J]. European urology, 2016, 70(6): 974 - 982.

[53] Dennis L K, Dawson D V. Meta-analysis of measures of sexual activity and prostate cancer[J]. Epidemiology, 2002, 13(1): 72 - 79.

[54] Hamilton Z, Parsons J K. Prostate cancer prevention: concepts and clinical trials[J]. Current urology reports, 2016, 17(4): 35.

[55] Thompson I M, Klein E A, Lippman S M, et al. Prevention of prostate cancer with finasteride: US/European perspective[J]. European urology, 2003, 44(6): 650 - 655.

[56] Wilt T J, Macdonald R, Hagerty K, et al. 5-α-Reductase inhibitors for prostate cancer chemoprevention: an updated Cochrane systematic review[J]. BJU international, 2010, 106(10): 1444 - 1451.

[57] Gerster H. The potential role of lycopene for human health[J]. J Am Coll Nutr, 1997, 16(2): 109 - 126.

[58] 蔡三军,徐烨,蔡国响,等.居民常见恶性肿瘤筛查和预防推荐(2021年版)[J].肿瘤,2021, 41(04): 296 - 308.

[59] 曹广文.社区流行病学研究是探索恶性肿瘤病因和评估预防控制效果的关键[J].上海预防医学, 2018,30(02): 83 - 88.

[60] 中华人民共和国国家卫生健康委员会.前列腺癌诊疗规范[J/OL].[2018 - 12 - 13].http://www. nhc.gov.cn/yzygj/s7659/201812/b21802b199814ab7b1219b87de0cae51.shtml.

[61] Salciccia S, Capriotti A L, Lagana A, et al. Biomarkers in prostate cancer diagnosis: from current knowledge to the role of metabolomics and exosomes[J]. Int J Mol Sci, 2021, 22(9).

[62] Albertsen P C. Prostate cancer screening and treatment: where have we come from and where are we going? [J]. BJU international, 2020, 126(2): 218 - 224.

[63] Loeb S. Guideline of guidelines: prostate cancer screening[J]. BJU international, 2014, 114(3): 323 - 325.

[64] Grossman D C, Curry S J, Owens D K, et al. Screening for prostate cancer: US preventive services task force recommendation statement[J]. Jama, 2018, 319(18): 1901 - 1913.

[65] Ilic D, Neuberger M M, Djulbegovic M, et al. Screening for prostate cancer[J]. The Cochrane database of systematic reviews, 2013(1): CD004720.

[66] Hayes J H, Barry M J. Screening for prostate cancer with the prostate-specific antigen test: a review of current evidence[J]. Jama, 2014, 311(11): 1143 - 1149.

[67] 中国抗癌协会泌尿男生殖系统肿瘤专业委员会前列腺癌学组.前列腺癌筛查中国专家共识 (2021年版)[J].中国癌症杂志,2021,31(5): 435 - 440.

[68] Yadav S S, Stockert J A, Hackert V, et al. Intratumor heterogeneity in prostate cancer[J]. Urologic oncology, 2018, 36(8): 349 - 360.

[69] Schumacher F R, Al Olama A A, Berndt S I, et al. Association analyses of more than 140000 men identify 63 new prostate cancer susceptibility loci[J]. Nat Genet, 2018, 50(7): 928 - 936.

[70] Giri V N, Hegarty S E, Hyatt C, et al. Germline genetic testing for inherited prostate cancer in practice: Implications for genetic testing, precision therapy, and cascade testing[J]. The Prostate, 2019, 79(4): 333 - 339.

［71］ Orafidiya F，Deng L，Bevan C L，et al. Crosstalk between long non coding RNAs，microRNAs and DNA damage repair in prostate cancer：new therapeutic opportunities？［J］. Cancers，2022，14(3).

［72］ Li Y，Ji J，Lyu J，et al. A novel urine exosomal lncRNA assay to improve the detection of prostate cancer at initial biopsy：a retrospective multicenter diagnostic feasibility study［J］. Cancers，2021，13(16)：4075.

［73］ Mitobe Y，Takayama K I，Horie-Inoue K，et al. Prostate cancer-associated lncRNAs［J］. Cancer Lett，2018，418：159－166.

［74］ Sugiura M，Sato H，Kanesaka M，et al. Epigenetic modifications in prostate cancer［J］. International journal of urology：official journal of the Japanese Urological Association，2021，28(2)：140－149.

［75］ Chen Z，Wang L，Wang Q，et al. Histone modifications and chromatin organization in prostate cancer［J］. Epigenomics，2010，2(4)：551－560.

［76］ 谢立平.Cancers：分子标志物在前列腺癌中的临床应用［J］.现代泌尿外科杂志，2021，26(12)：1066－1068.

［77］ Dai C，Heemers H，Sharifi N. Androgen signaling in prostate cancer［J］. Cold Spring Harb Perspect Med，2017，7(9)：a030452.

［78］ Polson E S，Lewis J L，Celik H，et al. Monoallelic expression of TMPRSS2/ERG in prostate cancer stem cells［J］. Nature communications，2013，4：1623.

［79］ 张吉鲤，王子威，张文辉，等.前列腺癌分子改变研究进展及中西方差异［J］.中华泌尿外科杂志，2021，42(3)：233－236.

［80］ Kimura T. East meets West：ethnic differences in prostate cancer epidemiology between East Asians and Caucasians［J］. Chinese journal of cancer，2012，31(9)：421－429.

［81］ Cancer Genome Atlas Research N. The molecular taxonomy of primary prostate cancer［J］. Cell，2015，163(4)：1011－1025.

［82］ Li J，Xu C，Lee H J，et al. A genomic and epigenomic atlas of prostate cancer in Asian populations［J］. Nature，2020，580(7801)：93－99.

［83］ Force USPST，Grossman D C，Curry S J，et al. Screening for prostate cancer：US preventive services task force recommendation statement［J］. Jama，2018，319(18)：1901－1913.

［84］ He Y，Xu W，Xiao Y T，et al. Targeting signaling pathways in prostate cancer：mechanisms and clinical trials［J］. Signal Transduct Target Ther，2022，7(1)：198.

第二章　前列腺癌的临床诊断和治疗

关键词：前列腺癌,临床分期,早期诊断,手术治疗,内分泌治疗,生化复发,去势抵抗性前列腺癌,病理诊断,影像学检查,放射治疗

第一节　前列腺癌的分期和分级

一、前列腺癌的临床分期

前列腺癌的临床分期是根据治疗前的指标如直肠指诊（digital rectal examination, DRE）、前列腺特异抗原（prostate specific antigen, PSA）、前列腺穿刺活检和影像学检查对疾病发展进行评估，从而估计肿瘤患者的预后并根据病变的程度指导治疗。

前列腺癌危险因素等级：临床上通常根据血清 PSA、Gleason 评分和临床分期（表 2-1）将前列腺癌分为低危、中危、高危三个等级（表 2-2），以便指导治疗和判断预后。

二、前列腺癌的病理分期

前列腺癌的病理分期是在前列腺根治性切除术后对包括前列腺、精囊及盆腔淋巴结在内的手术标本进行病理分析后得到的。因此,相较于临床分期,病理分期显示了对疾病更加精确的判断,对疾病预后的判断更有参考价值。肿瘤体积、肿瘤的分级、前列腺包膜和精囊受侵犯情况、手术切缘是否阳性均由术后病理确定。根治性前列腺切除术后判断预后最重要的病理学标准是肿瘤分级、切缘阳性情况、肿

表 2-1 前列腺癌临床 TNM 分期和病理分期

T——原发肿瘤	
临　床	病　理
Tx 原发灶不能评估 T_0 没有原发病灶 T_1 临床不可触及肿瘤 　T_{1a} 偶发肿瘤占电切组织小于 5% 　T_{1b} 偶发肿瘤占电切组织大于 5% 　T_{1c} 因为 PSA 升高穿刺活检发现前列腺癌 T_2 肿瘤可以触及并局限在前列腺内 　T_{2a} 肿瘤限于单叶的 1/2 范围内 　T_{2b} 肿瘤超过单叶的 1/2 但限于该单叶 　T_{2c} 肿瘤侵犯两侧叶 T_3 肿瘤侵犯前列腺包膜,但未固定,也未侵犯邻近结构 　T_{3a} 包膜外侵犯(单侧或者双侧)包括镜下发现膀胱颈口侵犯 　T_{3b} 肿瘤侵犯精囊 T_4 肿瘤固定并且侵犯除精囊之外的其他邻近结构:外括约肌、直肠、肛提肌和(或)盆壁	pT_2 局限于前列腺(第 8 版 AJCC 将不分 a、b、c) 　pT_{2a} 肿瘤限于单叶的 1/2 　pT_{2b} 肿瘤超过单叶的 1/2 但限于该单叶 　pT_{2c} 肿瘤侵犯两叶 pT_3 突破前列腺 　pT_{3a} 突破前列腺 　pT_{3b} 侵犯精囊 pT_4 肿瘤固定或侵犯除精囊外的其他邻近组织结构,如外括约肌、直肠、膀胱、肛提肌和(或)盆壁
N——区域淋巴结	
临　床	病　理
Nx 区域淋巴结不能评估 N_0 无区域淋巴结转移 N_1 有区域淋巴结转移	pNx 无区域淋巴结取材标本 pN_0 无区域淋巴结转移 pN_1 有区域淋巴结转移
M——远处转移	
Mx 远处转移无法评估 M_0 无远处转移 M_1 有远处转移 　M_{1a} 区域外淋巴结转移 　M_{1b} 骨转移 　M_{1c} 其他脏器转移	

表 2 - 2   前列腺癌危险因素等级

	低 危	中 危	高 危
PSA(ng/mL)	<10	$10\sim20$	>20
Gleason 评分	$\leqslant6$	7	$\geqslant8$
临床分期	$\leqslant T_{2a}$	T_{2b}	$\geqslant T_{2c}$

瘤是否侵犯包膜、神经、精囊及盆腔淋巴结。

（宋子健   刘 飞）

第二节   前列腺癌的筛查

前列腺癌的筛查（screening）是指患者出现相应临床症状之前应用一些简便有效的检查方法早期发现前列腺肿瘤[1]。自 20 世纪 90 年代发现前列腺癌相关的肿瘤标志物前列腺特异性抗原（PSA）后，欧美地区开展了大规模的前列腺癌筛查，有效地提高了前列腺癌早期诊断比例，降低了前列腺癌的死亡率。

一、前列腺癌筛查的常用检查手段

前列腺癌目前可选的筛查方法包括：前列腺特异抗原（PSA）检查、直肠指诊（DRE）、经直肠超声（transrectal ultrasonography，TRUS）检查、前列腺 MRI 检查等。其中，DRE 联合 PSA 检查是最基础、最常用也是最有效的筛查方法。

在正常情况下，前列腺腺泡与淋巴系统之间存在屏障相隔，而当肿瘤或其他病变破坏了这道屏障时，腺管内容物（PSA）可进入血液循环，导致外周血 PSA 水平升高。但是 PSA 的特异性较低，前列腺炎、前列腺增生均会造成外周血 PSA 升高，在临床工作中应注意鉴别诊断，以免造成过度诊断及治疗。目前的观点推荐 50 岁以上有下尿路症状的男性应每年进行 PSA 及 DRE 检查，有前列腺癌家族史的患者需要从 45 岁开始进行上述检查。

二、前列腺癌筛查的争议

但是，关于前列腺癌筛查也引发了一些争议。研究人员发现，前列腺癌的疾病发生发展相对缓慢,肿瘤恶性程度相对较低,很多患者的前列腺癌不是导致其死亡的原因,因此很多学者提出了过度诊断及治疗的问题,对于大规模筛查是否能提高前列腺癌患者的总体生存率的问题产生了激烈的讨论。虽然存在种种争议,但不可否认的是,如果不进行前列腺癌的筛查,会造成大量高危前列腺癌的漏诊,而这部分患者存在很快出现复发转移的可能。

三、我国前列腺癌筛查面临的问题

总体来说,目前国际上对是否应该在人群中推广基于 PSA 的前列腺癌筛查还存在一定的争议。但应该强调的是,我国国情是前列腺癌患者就诊时临床分期明显晚于欧美国家,开展前列腺癌等泌尿系统肿瘤的筛查非常必要。

但是,由于我国人口基数大、前列腺癌发病率相对较低、同样 PSA 的肿瘤检出率低于欧美人群、患者就诊时相对分期较晚[2],因此在我国开展大规模前列腺癌筛查时,不能直接复制欧美国家的筛查模式,而是要结合中国患者的特点,应用当前的医学大数据,进行有危险因素分层的人工智能辅助的筛查,这也是我们所关心和关注的问题。

(宋子健 刘 飞)

第三节 前列腺癌的诊断

前列腺癌的诊断一直以来都是国际学界的难题。与肾癌、肺癌、肝癌等肿瘤不同,前列腺癌的诊断无法通过影像学检查、血液肿瘤标志物等直接得出相对可靠的结论,而是最终依赖于前列腺穿刺活检的病理诊断才可获得。但是,在所有接受前列腺穿刺活检的患者中,约有一半的患者并不患有前列腺癌,这部分患者接受了没有必要的穿刺。因此,如何更加精准地选择需要接受前列腺穿刺的患者,是目前亟待人工智能先进技术来解决的临床问题。

一、前列腺癌的症状和诊断方法

前列腺癌患者发病初期多无明显的临床症状,在各种诊断方法中,有助于判断前列腺癌发生发展程度的指标包括但不限于直肠指诊、PSA 水平、肿瘤临床及病理分级、影像学检查及盆腔淋巴结活检情况。

在前面的章节中我们已经提到,直肠指诊联合 PSA 检查是目前公认的早期发现前列腺癌的最佳筛查方法。随着影像学技术的不断发展,目前前列腺癌的影像学诊断已经成为判断肿瘤侵犯程度及是否存在盆腔淋巴结转移的重要参考依据,并帮助进行疾病分期、对治疗方案的选择进行指导。

（一）直肠指诊

大多数前列腺癌起源于前列腺的外周带,直肠指诊是对于诊断前列腺癌最有帮助的体格检查,能够帮助临床医师进行早期诊断和分期。但是其特异性不高,且很多早期肿瘤在查体时并无明显异常,部分直肠指诊触及的结节可能仅为增生结节而并非癌结节[3]。

（二）PSA

PSA 具有较高的前列腺癌阳性诊断预测率,同时对评估疾病进展和预后均有重要意义,是前列腺癌最重要的肿瘤标志物,在前列腺癌的诊断、治疗及随访的过程中均应动态监测 PSA 水平[4]。

（三）前列腺穿刺活检（prostate biopsy）

前列腺系统性穿刺活检是诊断前列腺癌最可靠的检查,是诊断前列腺癌的"金标准",推荐经直肠 B 超引导下的前列腺系统穿刺[2]。

（四）经直肠超声检查（TRSU）

TRUS 可帮助医师检查患者的前列腺及周围组织寻找可疑病灶,并能初步判断前列腺腺体及可疑病灶的体积大小[5]。

（五）CT

CT 对早期前列腺癌诊断的敏感性低于 MRI,前列腺癌患者进行 CT 检查的目的主要是进行肿瘤的临床分期。

（六）MRI

MRI 对于软组织的显像较为清晰,可以显示前列腺包膜的完整性、是否侵犯前列腺周围组织及器官、盆腔淋巴结受侵犯的情况及骨转移的病灶,在临床分期上有较重要的作用。

（七）全身核素骨显像检查

前列腺癌最常见的远处转移部位是骨,且多为成骨性转移灶,全身核素骨显像检查是检查骨转移最敏感的检查方式,但特异度相对较低[6]。

（八）分子影像

近年来进展较快的技术是前列腺特异性膜抗原（prostate specific membrane antigen，PSMA）标记的分子影像。PSMA 表达于前列腺及前列腺癌细胞表面,PSMA

可结合放射性元素用于前列腺癌显像[7,8]。

二、前列腺穿刺活检

目前认为，如果直肠指诊发现可疑结节、B 超等影像学检查发现结节或异常信号、PSA>10 ng/mL 或 PSA 处于 4～10 ng/mL 但 f/t PSA 异常或 PSAD 值异常的患者，均应行前列腺穿刺术。穿刺的途径分为经会阴和经直肠两种。对于高度怀疑前列腺癌但穿刺阴性的患者，应进行重复穿刺[9]。

（宋子健　刘　飞）

第四节　前列腺癌的根治性手术

根治性前列腺切除术是最常见的用于治疗前列腺癌的方法，已开展多年，时至今日，根治性前列腺切除术仍是局限性前列腺癌的首选治疗方法，能够显著减少局部进展和远处转移，提高肿瘤特异生存率和总体生存率[10,11]。

因为前列腺在盆腔内的位置相对较深，根治性前列腺切除术是泌尿外科最困难的手术之一，如果手术施行不当或肿瘤侵犯周围组织，可能存在肿瘤残留的风险，同时，手术也会造成勃起功能障碍和尿失禁。随着手术技术的日益精进，其在尿控功能保护、性功能保护、神经保护、肠道保护方面获得了不断的提高，但仍有一定的进步空间。

机器人辅助腹腔镜根治性前列腺切除术的开展，标志着前列腺癌的外科治疗全面进入了微创时代[12,13]。目前的研究证实，机器人手术在肿瘤控制、切缘阳性率方面不劣于开放及腹腔镜手术，且在尿控、勃起功能的恢复及并发症发生率方面优于开放和腹腔镜手术。机器人手术的出现，使得手术更加精细化和智能化，近些年来，人工智能技术得到了不断发展，人工智能可以很好地学习医师的操作技术和习惯，在未来手术技术的发展中，有望通过人工智能实现完全自动的机器人手术。

根治性前列腺切除术后需要定期监测 PSA 水平，对于生化复发的患者，要及时行影像学检查明确复发位置，并针对性进行辅助或补救性治疗。

（宋子健　刘　飞）

第五节　前列腺癌的内分泌治疗

前列腺癌是雄激素依赖的肿瘤,可以通过减少或去除患者体内雄激素或抑制雄激素活性从而达到治疗前列腺癌的方法。内分泌治疗主要包括去势治疗和抗雄治疗,主要用于无手术指征的晚期前列腺癌患者或根治性前列腺切除术后复发的补救或辅助治疗。

但是现阶段内分泌治疗的疗效在不同人群中效果不一,在一部分患者中有很好的疗效,有较好的肿瘤控制效果;但部分患者对内分泌治疗反应较差,很快进展到去势抵抗性前列腺癌阶段。目前对于不同患者对内分泌治疗的反应不同仍未找到明确的原因,而人工智能的出现有望通过 AI 的方法对患者的基本信息、PSA 水平、术后病理、基因检测结果等进行分析,来帮助临床医师预测患者对内分泌治疗的反应,以区分对治疗有不同反应的患者,并指导进一步的治疗。

一、去势治疗

去势治疗可分为手术去势(双侧睾丸切除术)和药物去势,后者包括雌激素、促黄体素释放激素类似物(LHRH－a)和 LHRH 拮抗剂。去势治疗的目的是使血清中睾酮浓度达到去势水平,即基线值的 5%～10% 以下。去势治疗的不良反应主要包括:性欲降低、勃起功能障碍、精力下降、骨质疏松、肌肉萎缩、贫血等。

(一) 手术去势

双侧睾丸切除术可以在最短的时间内(3～12 小时)使睾酮达到去势水平,但与药物去势相比,其具有不可逆转性[14]。

(二) 药物去势

(1) 己烯雌酚:主要成分为雌激素,通过抑制垂体分泌促黄体生成素达到去势效果,目前不作为用药的首选。

(2) LHRH－a 类药物:结构与促黄体素释放激素(LHRH)相似,能够与垂体上的 LHRH 受体结合并发生持续作用,导致 LHRH 受体耗竭,达到抑制睾丸释放睾酮的目的。代表药物主要有戈舍瑞林、曲普瑞林、亮丙瑞林等[15]。

(3) LHRH 拮抗剂:通过对 LHRH 受体的拮抗作用,抑制了脑垂体释放 LH 和 FSH,从而降低体内睾酮和它的代谢产物双氢睾酮的水平。

二、抗雄激素

抗雄激素类药物分为甾体类与非甾体类两种,其作用机制为与前列腺癌细胞内的雄激素受体结合,影响睾酮及双氢睾酮对受体的激活作用。

甾体类抗雄激素:阻断雄激素受体并抑制垂体 LH 分泌。代表药物为醋酸环丙孕酮。

非甾类抗雄激素:代表药物为氟他胺、比卡鲁胺,作用机制是与雄激素受体结合,又被称为纯抗雄激素。由于其不降低睾酮,因此具有对性功能无明显影响的优点。

三、联合雄激素阻断

理论上,抗雄激素能够完全阻断任何来源的雄激素,但是由于前列腺癌内往往具有不同激素敏感度的细胞亚群,因此即使在抗雄激素存在的情况下,部分细胞与雄激素仍以更高的亲和性结合,并继续生长。在这种情况下,产生了联合应用去势治疗与抗雄激素药物的治疗方法。研究表明,联合雄激素阻断方法与单纯去势相比可延长总生存期及无进展生存期。所以,目前晚期前列腺癌的治疗方法中,联合雄激素阻断已成为标准疗法。

四、新型抗雄药物

(一)阿比特龙

阿比特龙可以不可逆地阻断细胞素 CYP17 酶复合体,从而阻断体内各个途径的睾酮生成。细胞素 CYP17 酶复合体是雄激素生物合成的重要物质,广泛存在于睾丸、肾上腺、前列腺肿瘤组织中,因此阿比特龙可更加彻底地阻断雄激素的产生通路[16]。

(二)恩杂鲁胺

恩杂鲁胺是新型雄激素受体拮抗剂,与雄激素受体有更强的结合力。恩杂鲁胺可用于治疗尚未接受化疗的晚期前列腺癌患者,也可用于治疗已接受化疗的去势抵抗性前列腺癌患者[17]。

（宋子健 刘 飞）

第六节　前列腺癌的放射治疗

近些年来,随着放射设备(直线加速器、射波刀、TOMO、质子、重离子等)和三维适形放疗(3-dimensional conformal radio therapy,3D-CRT)、调强放疗(intensity-modulated radiotherapy,IMRT)、影像引导放射治疗(image-guided radiotherapy,IGRT)、立体定向放疗(stereotactic body radiation therapy,SBRT)等放疗技术的飞速发展,放疗在前列腺癌的治疗中发挥着非常重要的作用,主要体现在以下几个方面:根治性放疗、术后辅助放疗、术后挽救性放疗、姑息性放疗。

一、根治性放疗

放疗是局限性前列腺癌和局部进展期前列腺癌的根治性治疗手段之一,具有与手术相当的疗效,且无创,毒副反应轻微,由于不破坏解剖结构,放疗后不会发生漏尿等问题。根治性放疗的临床适应证为 $T_{1-4}N_{0-1}M_0$。NCCN 指南优先推荐采用适度大分割方案放疗,常用处方剂量为: $3\,Gy\times20\,fx$、$2.7\,Gy\times26\,fx$、$2.5\,Gy\times28\,fx$,每周治疗 5 次,治疗需要 4~6 周的时间。对于采用常规分割方案的治疗可采用: $1.8\sim2\,Gy\times37\sim45\,fx$,每周治疗 5 次,治疗需要 7~9 周的时间,见图 2-1。对于采用 SBRT 治疗的患者,常用处方剂量为: $7.25\sim8\,Gy\times5\,fx$、$6.1\,Gy\times7\,fx$,隔日治疗,治疗需要 2~3 周的时间。上海长海医院数据显示,射波刀治疗局限性前列腺癌的 5 年生化控制率为 83.6%,其中,低危组、预后良好型中危组、预后不良型中危组、高危组、极高危组患者的 5 年生化控制率分别为 87.5%、95.2%、90.5%、86.3%

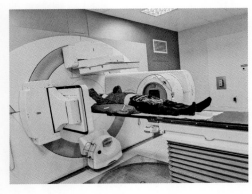

图 2-1　患者在进行直线加速器放疗

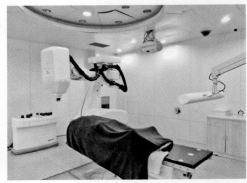

图 2-2　患者在进行射波刀治疗

和 61.6％,3 级不良反应发生率极低,未出现 4 级及以上不良反应[18,19],见图 2 - 2。

二、术后辅助放疗

在接受前列腺癌根治术的患者中,若术后病理含有以下高危因素:pT3a、pT3b、pT4、切缘阳性、淋巴结转移等,且术后 PSA 在 6 周内下降到接近 0 值,临床上推荐这部分患者在术后 1 年内接受术后辅助放疗。术后辅助放疗需在患者尿控恢复好后进行。推荐采用常规分割方案:前列腺床 64～72 Gy/32～36 fx,盆腔淋巴引流区 45～50.4 Gy/25～28 fx。

三、术后挽救性放疗

在接受前列腺癌根治术的患者中,若术后出现生化复发(术后血清 PSA 连续监测 2 次≥0.2 ng/mL,且影像学检查未发现临床可见病灶),临床上推荐这部分患者即刻接受术后挽救性放疗。在 PSA≤0.5 ng/mL 时进行挽救性放疗,可获得更好的长期疾病控制,被称为早挽救性放疗。推荐处方剂量为:前列腺床 64～72 Gy/32～36 fx,盆腔淋巴引流区 45～50.4 Gy/25～28 fx。

四、姑息性放疗

对于原发灶引起尿频、尿急、尿痛、尿道梗阻、血尿和直肠压迫症状及转移灶引起脊髓压迫、压缩性骨折和疼痛的转移性前列腺癌,行原发灶和(或)转移灶姑息放疗可有效改善症状。对于原发性寡转移性前列腺癌的放疗,针对原发灶的放疗可有效延缓疾病进展,延长患者生存时间。对于继发性寡转移性前列腺癌的转移灶的放疗,特别是 SBRT 的应用,肿瘤的局部控制率明显提高,2 年局部控制率达 90％以上,严重不良反应的发生率很低。对于继发性寡转移灶的 SBRT治疗,可以在一定时间内推迟应用系统治疗。上海长海医院数据显示,射波刀治疗前列腺癌寡转移灶的 2 年局部控制率为 96.0％,未出现 3 级及以上不良反应;对于未应用内分泌治疗的患者,寡转移灶行 SBRT 后的 2 年内分泌治疗豁免率为 44％[18,20]。

总之,放疗在前列腺癌的治疗中具有非常重要的地位,既可以独挑大梁,又可以为手术保驾护航。放疗如何联合内分泌等系统治疗使放疗的作用发挥至最大也是临床非常关注的一个问题。

(赵宪芝　赵文娟)

第七节　前列腺癌的化学治疗

化疗在前列腺癌的治疗中主要用于晚期患者和高危或局部进展性前列腺癌患者。代表药物主要是多西他赛、环磷酰胺、米托蒽醌、卡巴他赛等。

（1）多西他赛：多西他赛是一种半合成的紫杉醇衍生物，其通过促进细胞微管聚合和阻止微管正常的生理解聚作用，对肿瘤细胞具有抑制生长和诱导细胞凋亡的效果，主要用于前期化疗[21]。

（2）环磷酰胺：在标准剂量口服或大剂量静脉应用环磷酰胺同时使用促血细胞生长因子，可以取得更好的抗瘤效应。阿霉素、氟尿嘧啶、顺铂等这些对不同肿瘤类型都较为有效的药物在激素抵抗前列腺癌中仅有轻-中度抗瘤活性。

（3）米托蒽醌：一种半合成蒽环类衍生物，虽然鲜有证据证明它具有客观的抗瘤活性，但临床上对肿瘤仍有一定作用。

（4）卡巴他赛：卡巴他赛是新一代半合成的紫杉烷类药物，临床前研究显示其对多西他赛耐药的肿瘤细胞和肿瘤模型均有活性[22,23]。

（宋子健　刘　飞）

参考文献

［1］　Fleshner K, Carlsson S V, Roobol M J. The effect of the USPSTF PSA screening recommendation on prostate cancer incidence patterns in the USA［J］. Nat Rev Urol, 2017, 14(1)：26－37.

［2］　Chen R, Sjoberg D D, Huang Y, et al. Prostate specific antigen and prostate Cancer in Chinese men undergoing initial prostate biopsies compared with western cohorts［J］. J Urol, 2017, 197(1)：90－96.

［3］　Philip J, Dutta Roy S, Ballal M, et al. Is a digital rectal examination necessary in the diagnosis and clinical staging of early prostate cancer? ［J］. BJU Int, 2005, 95(7)：969－971.

［4］　Song Z J, Qian J K, Yang Y, et al. PSA density in the diagnosis of prostate cancer in the Chinese population：results from the Chinese Prostate Cancer Consortium［J］. Asian J Androl, 2021, 23(3)：300－305.

［5］　Qi T Y, Chen Y Q, Jiang J, et al. Contrast-enhanced transrectal ultrasonography：measurement of prostate cancer tumor size and correlation with radical prostatectomy specimens［J］. Int J Urol, 2013, 20(11)：1085－1091.

［6］　Langsteger W, Rezaee A, Pirich C, et al. (18)F-NaF-PET/CT and (99m)Tc-MDP bone scintigraphy in the detection of bone metastases in prostate cancer［J］. Semin Nucl Med, 2016, 46(6)：

491 – 501.

[7] Janssen J C，Meißner S，Woythal N，et al. Comparison of hybrid (68)Ga-PSMA-PET/CT and (99m)Tc-DPD-SPECT/CT for the detection of bone metastases in prostate cancer patients：Additional value of morphologic information from low dose CT[J]. Eur Radiol，2018，28(2)：610 – 619.

[8] Virgolini I，Decristoforo C，Haug A，et al. Current status of theranostics in prostate cancer[J]. Eur J Nucl Med Mol Imaging，2018，45(3)：471 – 495.

[9] 中华医学会泌尿外科学分会,中国前列腺癌联盟.前列腺穿刺中国专家共识[J].中华泌尿外科杂志,2016,37(4)：241 – 244.

[10] Bill-Axelson A，Holmberg L，Garmo H，et al. Radical prostatectomy or watchful waiting in prostate cancer-29-year follow-up[J]. N Engl J Med，2018，379(24)：2319 – 2329.

[11] Lei J H，Liu L R，Wei Q，et al. Systematic review and meta-analysis of the survival outcomes of first-line treatment options in high-risk prostate cancer[J]. Sci Rep，2015，5：7713.

[12] Hakenberg O W. A brief overview of the development of robot-assisted radical prostatectomy[J]. Arab J Urol，2018，16(3)：293 – 296.

[13] Kang S G，Shim J S，Onol F，et al. Lessons learned from 12000 robotic radical prostatectomies：Is the journey as important as the outcome? [J]. Investig Clin Urol，2020，61(1)：1 – 10.

[14] Desmond A D，Arnold A J，Hastie K J. Subcapsular orchiectomy under local anaesthesia. Technique，results and implications[J]. Br J Urol，1988，61(2)：143 – 145.

[15] Conn P M，Crowley W F，Jr. Gonadotropin-releasing hormone and its analogues[J]. N Engl J Med，1991，324(2)：93 – 103.

[16] Fizazi K，Tran N，Fein L，et al. Abiraterone plus prednisone in metastatic，castration-sensitive prostate cancer[J]. N Engl J Med，2017，377(4)：352 – 360.

[17] Scher H I，Fizazi K，Saad F，et al. Increased survival with enzalutamide in prostate cancer after chemotherapy[J]. N Engl J Med，2012，367(13)：1187 – 1197.

[18] 赵宪芝,沈钰新,阳青松,等.射波刀治疗前列腺癌寡转移灶的临床分析[J].中华泌尿外科杂志,2017,38(6)：453 – 456.

[19] Zhao X，Ye Y，Yu H，et al. Five-year outcomes of stereotactic body radiation therapy（SBRT）for prostate cancer：the largest experience in China[J]. J Cancer Res Clin Oncol，2021，147(12)：3557 – 3564.

[20] Xu C，Zhao X，Ju X，et al. Short-term outcomes and clinical efficacy of stereotactic body radiation therapy（SBRT）for oligometastases of prostate cancer in China[J]. Front Oncol，2022，12：879310.

[21] Tannock I F，de Wit R，Berry W R，et al. Docetaxel plus prednisone or mitoxantrone plus prednisone for advanced prostate cancer[J]. N Engl J Med，2004，351(15)：1502 – 1512.

[22] de Bono J S，Oudard S，Ozguroglu M，et al. Prednisone plus cabazitaxel or mitoxantrone for metastatic castration-resistant prostate cancer progressing after docetaxel treatment：a randomised open-label trial[J]. Lancet，2010，376(9747)：1147 – 1154.

[23] Omlin A，Pezaro C，Gillessen Sommer S. Sequential use of novel therapeutics in advanced prostate cancer following docetaxel chemotherapy[J]. Ther Adv Urol，2014，6(1)：3 – 14.

第三章　人工智能与学习算法

关键词：人工智能，机器学习，监督学习，朴素贝叶斯，无监督学习，聚类，无监督特征学习，强化学习，蒙特卡洛学习

第一节　人　工　智　能

人工智能（artificial intelligence），英文缩写为 AI。它是研究、开发用于模拟、延伸和扩展人的智能的理论、方法、技术及应用系统的一门新的技术科学。人工智能是计算机科学的一个分支，它企图了解智能的实质，并生产出一种新的能以与人类智能相似的方式做出反应的智能机器。该领域的研究包括机器人、语言识别、图像识别、自然语言处理和专家系统等。人工智能从诞生以来，其理论和技术日益成熟，应用领域也不断扩大。

目前，人工智能的主要领域大体上可以分为以下几方面[1]。

（1）感知：模拟人的感知能力，对外部刺激信息（视觉和语音等）进行感知和加工，主要研究领域包括语音信息处理和计算机视觉等。

（2）学习：模拟人的学习能力，主要研究如何从样例或从与环境的交互中进行学习。主要研究领域包括监督学习、无监督学习和强化学习等。

（3）认知：模拟人的认知能力，主要研究领域包括知识表示、自然语言理解、推理、规划、决策等。

一、人工智能发展历史

人工智能从诞生至今，经历了一次又一次的繁荣与低谷，其发展历程大体上可

以分为"推理期""知识期"和"学习期"[2]。

（一）推理期

"人工智能"一词最初是在 1956 年的 Dartmouth 学会上提出的。从 1956 年后，研究者对人工智能的研究热情日益高涨，发展了众多理论和原理，人工智能的概念也随之扩展。1957 年，Frank Rosenblatt 发表《感知器：脑的组织和信息存储的概率模型》，提出了感知器模型，从此打开了研究人工神经网络的大门[3]。随后，在 1958 年，John McCarthy 发明了 LISP(LISt Processing)语言，成为人工智能的得力研究工具[4]。在 1960 年，Newe 等提出了通用问题求解机，解决多种类型的数学难题[5]。但随着研究的深入，研究者意识到这些推理规则过于简单，对项目难度评估不足，原来的乐观预期受到严重打击。人工智能的研究开始陷入低谷，很多人工智能项目的研究经费也被削减。

（二）知识期

到了 20 世纪 70 年代，研究者意识到知识对于人工智能系统的重要性。特别是对于一些复杂的任务，需要专家来构建知识库。在这一时期，出现了各种各样的专家系统(expert system)，并在特定的专业领域取得了很多成果。1965 年，Edward Feigenbaum 等研发专家系统 DENDRAL，这是第一套有效进行工作的专家系统[6]。1969 年，Seymour Pappert 和 Mavin Minsky 出版了《知觉》一书，认为神经网络的容量是有限的，直接导致了神经网络研究将近 20 年的长期低潮。20 世纪 80 年代，专家系统不断兴起。而一个专家系统一般采用知识表示和知识推理等技术来完成通常由领域专家才能解决的复杂问题，因此专家系统也被称为基于知识的系统。直到 1985 年，神经网络重新流行，知识期才迎来结束。

（三）学习期

在 1985 年，随着 Geoffrey. E. Hinton 重新提出了简明有效的误差反传算法（即 BP 算法），神经网络重新开始流行，至此，人工智能迎来了漫长的学习期[7]。1986 年，Rumelhart 提出了 EBP(error back propagation)算法解决了 MLP(multilayer perceptron)的权重问题[8]。1988 年，L. O. Chua 提出了卷积神经网络[9]。1995 年，Vladmir Vapnik 提出了支持向量机算法，可以分析数据，识别模式，用于分类和回归分析，这标志着机器学习的兴起[10]。从人工智能的萌芽时期开始，就有一些研究者尝试让机器来自动学习，即机器学习(machine learning，ML)。机器学习的主要目的是设计和分析一些学习算法，让计算机可以从数据(经验)中自动分析并获得规律，之后利用学习到的规律对未知数据进行预测，从而帮助人们完成一些特定任务，提高开发效率。但直到 1980 年后，机器学习因其在很多领域的出色表现，才逐渐成为热门学科。2005 年后，Geoffrey. E. Hinton 提出了深度学习概念，标志着学习期的结束[11]。

在发展了 60 多年后，虽然人工智能可以在某些方面超越人类，但想让机器真正通过图灵测试，具备真正意义上的人类智能，看上去仍然遥遥无期。

二、人工智能应用领域

人工智能自诞生以来，其理论和技术日益成熟，应用领域也在不断扩大。目前，人工智能在以下应用领域有着较多的研究和应用。

（1）问题求解：到目前为止，人工智能程序已能知道如何考虑它们要解决的问题，即搜索解答空间，寻找较优解答。

（2）逻辑推理与定理证明：定理寻找一个证明或反证，不仅需要有根据假设进行演绎推理的能力，而且许多非形式的工作（如医疗诊断和信息检索）需要进行形式化。因此，逻辑推理与定理证明是人工智能研究中一个极其重要的论题。

（3）自然语言处理：自然语言处理的重点是分析文本和语音，以推断词义，是人工智能技术应用于实际领域的典型范例。

（4）计算机视觉：计算机视觉领域作为人工智能应用最广泛方向，侧重于图像和视频理解，处理分类目标、检测和分割等任务。例如，在医学领域中有助于确定患者的医学影像是否含有恶性肿瘤。

三、弱人工智能与强人工智能

（1）弱人工智能（weak AI）：弱人工智能也称限制领域人工智能（narrow AI）或应用型人工智能（applied AI），指的是专注于且只能解决特定领域问题的人工智能[12]。例如，AlphaGo、Siri、FaceID 等。

（2）强人工智能（strong AI）：又称通用人工智能（artificial AI）或完全人工智能（full AI），指的是可以胜任人类所有工作的人工智能。其中，强人工智能具备以下能力：存在不确定性因素时进行推理、使用策略、解决问题、制定决策的能力，知识表示的能力，规划能力，学习能力和使用自然语言进行沟通的能力等。

（曹志兴　汤　珺　彭圣德）

第二节 机器学习

机器学习是人工智能的一个分支。人工智能的研究是从以"推理"为重点到以"知识"为重点,再到以"学习"为重点,一条自然、清晰的脉络。机器学习是实现人工智能的一个途径,即以机器学习为手段解决人工智能中的问题。机器学习算法是一类从数据中自动分析获得规律(模型),并利用规律对未知数据进行预测的算法。

机器学习通常可以分为四类:监督学习、无监督学习、半监督学习和强化学习。

1. 监督学习(supervised learning) 是从标记的训练数据来推断一个功能的机器学习任务[12]。在监督学习中,每个实例都是由一个输入对象(通常为矢量)和一个期望的输出值(也称为监督信号)组成。监督学习算法是分析该训练数据,并产生一个推断的功能,其可以用于映射出新的实例。监督学习可分为"分类"和"回归"两类问题。

(1) 分类(classification):分类是机器学习中使用最多的一大类算法,可以将实例数据划分到合适的类别中。首先预测一个离散值,然后将输入变量与离散的类别对应起来。例如,给定医学数据,通过肿瘤的大小来预测该肿瘤是恶性还是良性,这就是一个分类问题,它的输出是 0 或 1 两个离散的值(0 代表良性,1 代表恶性)。分类问题的输出可以多于两个,比如在该例子中可以有$\{0,1,2,3\}$四种输出,分别对应{良性,第一类肿瘤,第二类肿瘤,第三类肿瘤}。

(2) 回归(regression):回归是一种解题方法,或者说"学习"方法,是机器学习中比较重要的内容,主要用于预测数值型数据。首先预测一个连续值,然后试图将输入变量和输出值用一个连续函数对应起来。例如,通过房地产市场的数据,预测一个给定面积的房屋的价格就是一个回归问题。这里我们可以把价格看成是面积的函数,它是一个连续的输出值。

2. 无监督学习(unsupervised learning) 指人们在获得训练的向量数据后在没有标签的情况下尝试找出其内部蕴含关系的一种挖掘工作,在这个过程中,使用者除可能要设置一些必要的超参数以外,不用对这些样本做任何的标记甚至是过程干预[13]。简单来说,无监督学习可以理解为发现数据本身潜在的结构。通过无监督学习,我们可以在没有已知输出变量(有别于监督学习)和反馈函数(有别于强化学习)指导的情况下,提取有效信息,从而探索数据的整体结构。无监督学习包含"聚类"和"降维"两类问题。

（1）聚类（clustering）：聚类是一种典型的"无监督学习"，是把物理对象或抽象对象的集合分组为由彼此类似的对象组成的多个类的分析过程。聚类分硬聚类（一个样本只属于一个类）和软聚类（一个样本可属于多个类）。

（2）降维（dimensionality reduction）：降维在数据特征预处理时经常使用，可以清除数据中的噪声，能在最大限度保留相关信息的情况下将数据压缩到一个维度较小的子空间，但可能会降低某些算法在准确方面的性能。降维是将样本集合中的样本（实例）从高维空间转换到低维空间。降维可以帮助发现数据中隐藏的横向结构。假设样本原本存在于低维空间，或近似地存在于低维空间，通过降维可以更好地表示样本数据的结构，更好地表示样本之间的关系。降维分为线性降维和非线性降维。

3. 半监督学习（semi-supervised learning，SSL）　是模式识别和机器学习领域研究的重点问题，是监督学习与无监督学习相结合的一种学习方法[14]。半监督学习使用大量的未标记数据，同时使用标记数据来进行模式识别工作。当使用半监督学习时，将会要求尽量少的人员来从事工作，同时能够带来比较高的准确性，因此，半监督学习正越来越受到人们的重视。

4. 强化学习　是智能体以"试错"的方式进行学习，通过与环境进行交互获得的奖赏指导行为，目标是使智能体获得最大的奖赏，强化学习不同于连接主义学习中的监督学习，主要表现在强化信号上，强化学习中由环境提供的强化信号是对产生动作的好坏做的一种评价（通常为标量信号），而不是告诉强化学习系统（reinforcement learning system，RLS）如何去产生正确的动作。由于外部环境提供的信息很少，RLS 必须靠自身的经历进行学习。通过这种方式，RLS 在行动-评价的环境中获得知识，改进行动方案以适应环境。

机器学习主要专注于实施并开发一种基于计算机系统和程序的新模型，此模型能够访问信息并利用此信息进行学习。这些算法决定了已知输入数据的独特特征或模式，帮助人们更好地进行决策。这些算法主要应用于医学影像、计算机视觉、生物特征识别、对象检测、自动化等相关领域。

（曹志兴　汤　珺　彭圣德）

第三节 监督学习算法

监督学习算法是分析该训练数据,并产生一个推断的功能,其可以用于映射出新的实例。在此类算法中,一般需要对数据集之前的经验知识进行算法测试。分析者必须收集这类数据集知识。监督学习算法步骤如下。

(1)训练阶段:首先,对数据集进行创建和分类(标注和划分训练集和测试集)。然后,对数据集进行数据增强,包括图像旋转、平移、颜色变化、裁剪和放射变化。接下来对数据进行特征工程,包括特征提取和特征选择。下一步就是构建合适的预测模型得到对应输入的输出。而如何保证模型的输出和输入标签的一致性,就需要构建模型预测和标签之间的损失函数(loss function),常见的损失函数有交叉熵、均方差等。最后,进行训练,当模型初始化参数设定好后,将制作好的特征数据输入模型,通过合适的优化方法不断缩小输出与标签之间的差距,当迭代过程到了截止条件,就可以得到训练好的模型。

(2)测试阶段:训练完训练集图片后,需要进行模型测试。利用测试集对之前生成的学习模型进行测试,并且根据输出结果来调节模型的参数,纠正检测到的错误。

这些算法的主要优势就是能够在评估过程中检测错误,并纠正检测到的错误。这些算法的主要弱点就是成本较高且耗时。而且,训练数据集的选择取决于研究人员、科学家或分析者。数据集的质量也取决于其选择过程。因此,这些算法在执行过程中会存在人为错误。

一、朴素贝叶斯算法

朴素贝叶斯(naive bayes classifier,NBC)是实用性很高的一种学习器,主要基于贝叶斯定理和条件独立性假设求出后验概率,将后验概率最大的类别作为预测的结果。

假设 X 使 n 维输入随机向量 $[X^{(1)}, X^{(2)}, \cdots, X^{(n)}]^T$。其中,$X^{(j)}$ 是 X 的第 j 个分量,也就是第 j 个特征。

假设 Y 是输出随机变量,即标签变量。其有 K 个取值,取值集合为 $\{C_1, C_2, \cdots, C_k\}$。

假设训练数据集为 $\{(x_1, y_1), (x_2, y_2), \cdots, (x_N, y_N)\}$,含 N 个样本。

根据贝叶斯定理可以得到后验概率：

$$P(Y=C_k \mid X=x) = \frac{P(Y=C_k)P(X=x \mid Y=C_k)}{\sum_{k=1}^{K} P(Y=C_k)P(X=x \mid Y=C_k)} \tag{3.1}$$

其中，$P(Y=C_k)$ 为先验概率；$P(X=x \mid Y=C_k)$ 是条件概率。

如果式(3.1)中对该条件概率加上条件独立性假设，也就是假设特征之间是条件独立的，即可得后验概率：

$$P(Y=C_k \mid X=x) = \frac{P(Y=C_k)\prod_{j=1}^{N}P(X=x^{(j)} \mid Y=C_k)}{\sum_{k=1}^{K} P(Y=C_k)\prod_{j=1}^{N}P(X=x^{(j)} \mid Y=C_k)} \tag{3.2}$$

从上面公式可以看出，所有类别的后验概率的分母都是一样的，因此只需比较各后验概率的分子即可，从而得到预测模型。

$$f(x) = \arg \max_{C_k} P(Y=C_k) \prod_{j=1}^{N} P(X^{(j)}=x^{(j)} \mid Y=C_k) \tag{3.3}$$

上述方法就被称为朴素贝叶斯，朴素贝叶斯是一种简单易懂、学习效率高的分类器，但特征间的条件独立性假设也导致了其精度受到一定程度的影响。如果没有条件概率的条件独立性假设，则就是贝叶斯网络，一种更复杂的方法。

二、决策树算法

决策树(decision tree)算法可用于解决回归与分类相关问题。该算法创建一个模型，通过从训练数据集中学习决策规则，用于分类的类别[15]。与其他分类算法相比，理解该算法非常简单。该算法尝试通过利用树结构表示解决问题。在树结构中，树的各个内节点代表数据集的一个属性，树的各个叶节点代表一个类别标记。决策树算法步骤如下。

（1）将数据集的最佳属性置于树根部。

（2）将训练集分为子集。每个子集应包含相同属性值数据，以此方式设置子集。

（3）在每个子集中重复步骤1和步骤2，直至找到所有树枝上的叶节点。

决策树算法的优点在于易实施且易于理解、只需要极少量的训练数据集、在用于训练决策树的数据集中以对数的形式构建决策树、能够处理各类数据和能够提供多个输出。

决策树算法的缺点在于创建复杂树，但不能实现数据泛化、输出不稳定，因为数据中的微小变化可能会改变输出结果并且难以理解并学习 NOR、奇偶性等概念。

三、线性回归算法

线性回归(linear regression)是一个广为人知的方法[16]，用于模拟因变量"y"与另一个因变量或表示为"x"之间以线性形式表示关系。"线性"这个词表示因变量与自变量成正比。其他需要注意的是，它必须是常数。从数学方面而言，它们之间的关系以最基础、最简单的方式表示为：

$$y = \alpha x + \beta \tag{3.4}$$

其中，α 和 β 的值可以通过最小二乘法获得。

$$\alpha = \frac{\sum_{i=1}^{m}(x_i - \bar{x})(y_i - \bar{y})}{\sum_{i=1}^{m}(x_i - \bar{x})^2} \tag{3.5}$$

$$\beta = \bar{y} - \alpha\bar{x} \tag{3.6}$$

利用线性回归的监督学习的目标就是在数据集的帮助下找到常数"α"和"β"的精确值。然后，这些常数值将帮助未来针对任意值"x"来预测"y"值。一个单一自变量被称为简单线性回归，而如果存在多个自变量，那么就称为"多线性回归"。

四、分类回归树算法

分类回归树算法(classification and regression tree，CART)也属于一种决策树算法[17]。CART采用一种二分递归分割的技术，将当前的样本集分为两个子样本集，使得生成的每个非叶子节点都有两个分支。因此，CART算法生成的决策树是结构简洁的二叉树。CART算法是由以下两步组成。

（1）决策树生成：基于训练数据集生成的决策树，生成的决策树要尽量大。

（2）决策树剪枝：用验证数据集对已生成的树进行剪枝并选择最优子树，用损失函数最小作为剪枝的标准。

五、最邻近算法(K-nearest neighbor，KNN)

最邻近算法是著名的监督学习算法之一，用于图像分类[18]。它基于图像数据集中最邻近的输入数据集来对医学影像中的疾病部分进行分类。它预测相互靠近的对象具有相似的特征。它是一种非参数算法，不需要针对输入数据集的分布进行任何假设。但是，要求具备输入图像数据集先验知识，用于识别重要属性。

1. KNN 算法的步骤

(1) 令 x 为若干输入训练数据集，y 为未知输出。

(2) 以数组的形式存储训练数据集的值，并计算训练集各个值的均值。

(3) 计算训练集各均值之间的欧几里得距离，然后得到 K 最小距离的一组值。

2. K 值的选取　KNN 的决策边界一般不是线性的，也就是说，KNN 是一种非线性分类器，其中对 K 值的选取十分重要。

(1) K 值越小越容易过拟合，当 K＝1 时，这时只根据单个邻近进行预测，如果离目标点最近的一个点是噪声，就会出错，此时模型复杂度高，稳健性低，决策边界崎岖。

(2) 但是如果 K 值取得过大，这时与目标点较远的样本点也会对预测起作用，就会导致欠拟合，此时模型变得简单，决策边界变平滑。

(3) 如果 K＝N，那么就是取全部的样本点，这样预测新点时，最终结果都是取所有样本点中某分类下最多的点，分类模型就完全失效了。

(4) K 值的选取，既不能太大，也不能太小，需要通过经验和均方根误差进行选择。

KNN 算法具有简单有效、重新训练代价低、算法复杂度低等优点，同时也导致惰性学习，类别分类不标准，输出可解释性不强和计算量较大等缺点。

（曹志兴　汤　珺　彭圣德）

第四节　无监督学习

无监督学习（unsupervised learning），又称非监督式学习，是机器学习的一种方法，没有给定事先标记过的训练范例，自动对输入的资料进行分类或分群。无监督学习的主要运用包含：聚类分析（cluster analysis）、关联规则（association rule）、维度缩减（dimensionality reduce）。它是监督学习和强化学习等策略之外的一种选择。典型的无监督学习方法可以分为以下几类。

(1) 聚类（clustering）：是将一组样本根据一定的准则划分到不同的组，也称为簇（cluster）。聚类分析的早期研究始于 60 年前 K - means 算法的出现，它最初在 1955 年由 Steinhaus 提出，随后 Stuart Lloyd 在 1957 年提出 K -均值聚类算法[19]。随后其一直受到青睐，并延伸出了凝聚分层算法（agglomerative hierarchical algorithm）和基于密度的空间聚类（density-based spatial clustering of applications

with noise/DBSCAN)等。

（2）无监督特征学习（unsupervised feature learning）：是从无标签的训练数据中挖掘有效的特征。无监督特征学习一般用来进行降维、数据可视化或监督学习前期的数据预处理。1986 年，Michael I. Jordan 在分布式并行处理（parallel distributed processing）理论下提出了 Jordan 网络[20]。Jordan 网络的每个隐含层节点都与一个状态单元（state units）相连以实现延时输入，并使用 Logistic 函数作为激励函数。Jordan 网络使用反向传播算法（back-propagation，BP）进行学习，并在测试中提取了给定音节的语音学特征。之后在 1990 年，Jeffrey Elman 提出了第一个全连接的 RNN，即 Elman 网络[21]。Jordan 网络和 Elman 网络都从单层前馈神经网络出发构建递归连接，因此也被称为简单循环网络（simple recurrent network，SRN）。

一、聚类

K–平均演算法（K–means clustering）源于信号处理中的一种向量量化方法，现在则更多地作为一种聚类分析方法流行于数据挖掘领域。k–均值聚类的目的是：把 n 个点（可以是样本的一次观察或一个实例）划分到 k 个聚类中，使得每个点都属于离他最近的均值（此即聚类中心）对应的聚类，以之作为聚类的标准。这个问题将归结为一个把数据空间划分为 Voronoi Cells 的问题。

最常用的算法使用了迭代优化的技术。它被称为 k–均值算法而广为使用，有时也被称为 Lloyd 算法（尤其在计算机科学领域）。已知初始的 k 个均值点 $m_1^{(1)}$，…，$m_k^{(1)}$，算法的按照下面两个步骤交替进行[22]：

（一）分配（assignment）

将每个观测分配到聚类中，使得组内平方和（within-cluster sum of squares，WCSS）达到最小。因为这一平方和就是平方后的欧几里得距离，所以很直观地把观测分配到离它最近的均值点即可（数学上，这意味着依照由这些均值点生成的 Voronoi 图来划分上述观测）。

这一算法将在对于观测的分配不再变化时收敛。由于交替进行的两个步骤都会减小目标函数 WCSS 的值，并且分配方案只有有限种，所以算法一定会收敛于某一（局部）最优解。

$$S_i^{(t)} = \{x_p : \| x_p - m_i^{(t)} \|^2 \leqslant \| x_p - m_j^{(t)} \|^2 \, \forall j, 1 \leqslant j \leqslant k\} \qquad (3.7)$$

其中每个 x_p 都只被分配到一个确定的聚类＝S^t 中，尽管在理论上它可能被分配到 2 个或更多的聚类。

（二）更新（update）

对于上一步得到的每一个聚类，以聚类中观测值的图心，作为新的均值点。

$$m_i^{(t+1)} = \frac{1}{\mid S_i^t \mid} \sum_{x_j \in S_i^t} x_j \tag{3.8}$$

因为算术平均是最小二乘法估计，所以这一步同样减小了目标函数 WCSS 的值。

这一算法经常被描述为"把观测按照距离分配到最近的聚类"。标准算法的目标函数是组内平方和，而且按照"最小二乘和"来分配观测，确实是等价于按照最小欧几里得距离来分配观测的。如果使用不同的距离函数来代替（平方）欧几里得距离，可能使得算法无法收敛。然而，使用不同的距离函数，也能得到 k - 均值聚类的其他变体，如球体 k - 均值算法和 k - 中心点算法。

k - 均值聚类（尤其是使用如 Lloyd 算法的启发式方法的聚类）即使是在巨大的数据集上也非常容易部署实施。正因为如此，它在很多领域都得到了成功的应用，如市场划分、机器视觉、地质统计学[27]、天文学和农业等。它经常作为其他算法的预处理步骤，比如要找到一个初始设置。

二、无监督特征学习

无监督特征学习是指从无标注的数据中自动学习有效的数据表示，从而能够帮助后续的机器学习模型更快速地达到更好的性能。

循环神经网络（recurrent neural network，RNN）是一类以序列（sequence）数据为输入，在序列的演进方向进行递归（recursion）且所有节点（循环单元）按链式连接的递归神经网络（recursive neural network，RNN）[23]。通过建立输出节点，RNN 可以有多种输出模式，包括序列-分类器（单输出）、序列-序列（同步多输出）、编码器-解码器（异步多输出）等。这里主要介绍编码器与解码器。

（一）编码器

循环神经网络将输入序列 $\vec{x}$ 编码为一个固定长度的隐藏状态 $\vec{h}$：

$\vec{x} = (x_t, \cdots, x_1)$ 是输入序列，比如编码为数字的一系列词语，整个序列就是完整的句子。

$\vec{h_t} = f(x_t, \overrightarrow{h_{t-1}})$ 是随时间更新的隐藏状态。当新的词语输入方程中，之前的状态 $\overrightarrow{h_{t-1}}$ 就转换为和当前输入 x_t 相关的 $\vec{h_t}$，距离当前时间越长，越早输入的序列，在更新后的状态中所占权重越小，从而表现出时间相关性。

其中，计算隐藏状态的方程 $f(x, h)$ 是一个非线性方程，可以是简单的 Logistic 方程（tanh），也可以是复杂的 LSTM（long short-term memory）单元。而有了隐藏状态序列，就可以对下一个出现的词语进行预测。

$p(y_t) = p(y_t \mid y_{t-1}, \cdots, y_1)$，其中 y_t 是第 t 个位置上的输出，它的概率基于之前输出的所有词语。

以上概率可以通过隐藏状态来计算：$p(y_t) = g(y_{t-1}, \vec{h_t}, \vec{c})$ 是所有隐藏状态的编码，包含了所有隐藏状态，比如可以是简单的最终隐藏状态 $\vec{h_t}$，也可以是非线性方程的输出 $f(h_t, \cdots, h_1)$。因为隐藏状态 t 就编码了第 t 个输入前全部的输入信息，y_t 也迭代式地隐含了之前的全部输出信息，所以这个概率计算方法是合理的。

这里的非线性方程 $g(y, h, c)$ 可以是一个复杂的前馈神经网络，也可以是简单的非线性方程（但有可能因此无法适应复杂的条件而得不到任何有用结果）。给出的概率可以用监督学习的方法优化内部参数来给出翻译，也可以训练后用来给可能的备选词语，用计算其第 j 个备选词 $y_{t, j}$ 出现在下一位置的概率，给它们排序。排序后用于其他翻译系统，可以提升翻译质量。

（二）解码器

更复杂的情况下，循环神经网络还可以结合编码器作为解码器（decoder），用于将编码后（encoded）的信息解码为人类可识别的信息。也就是上述例子中的 $y_t = f(y_{t-1}, h_t, c)$ 过程，当中非线性模型 f 就是作为输出的循环神经网络。只是在解码过程中，因为隐藏状态是解码器的参数，所以为了发挥时间序列的特性，需要对 h'_t 继续进行迭代。

$h'_t = g(h_{t-1}, y_{t-1}, c)$，$\vec{c}$ 是解码器传递给编码器的参数，是解码器中状态的 summary。h'_t 是解码器的隐藏状态。y_t 是第 t 个输出。

当输入仍为 $\vec{x} = (x_t, \cdots, x_1)$，输出是 $\vec{y} = (y_t, \cdots, y_1)$，最大化条件概率 $P(\vec{y} \mid \vec{x})$ 后就是最好的翻译结果。

使用编码器-解码器结构的 RNN 能够以自编码器（auto-encoders，AE）的形式，即循环自编码器（recurrent AE，RAE）进行非监督学习[24]。RAE 是对序列数据进行特征学习（feature learning）的方法之一[25]，其工作方式与编码器-解码器相近。具体地，RAE 输入端的编码器会处理序列并将最后一个时间步的状态传递至解码器，解码器使用编码器的输出重构序列。RAE 以最小化原始序列和重构序列的差异为目标进行学习。不同于一般的编码器-解码器结构，在学习完毕后，RAE

只有编码器部分会被取出使用，对输入序列进行编码。

（曹志兴　汤　珺　彭圣德）

第五节　强化学习

强化学习（reinforcement learning，RL）是机器学习中的一个领域，强调如何基于环境而行动，以取得最大化的预期利益[26]。强化学习是除监督学习和非监督学习之外的第三种基本的机器学习方法。与监督学习不同的是，强化学习不需要带标签的输入输出对，同时也无须对非最优解精确地纠正。其关注点在于寻找探索（对未知领域的）和利用（对已有知识的）的平衡[27]。

强化学习的灵感来源于心理学中的行为主义理论，即有机体如何在环境给予的奖励或惩罚的刺激下，逐步形成对刺激的预期，产生能获得最大利益的习惯性行为。这个方法具有普适性，因此在其他许多领域都有研究，如博弈论、控制论、运筹学、信息论、仿真优化、多智能体系统、群体智能、统计学及遗传算法。在运筹学和控制理论研究的语境下，强化学习被称作"近似动态规划"（approximate dynamic programming，ADP）。在最优控制理论中也有研究这个问题，虽然大部分的研究是关于最优解的存在和特性，并非学习或近似方面。在经济学和博弈论中，强化学习被用来解释在有限理性的条件下如何出现平衡。

在机器学习问题中，环境通常被抽象为马尔可夫决策过程（Markov decision processes，MDP），因为很多强化学习算法在这种假设下才能使用动态规划的方法。传统的动态规划方法和强化学习算法的主要区别是，后者不需要关于 MDP 的知识，而且针对无法找到确切方法的大规模 MDP。

由于其通用性很强，强化学习已经在诸如博弈论、控制论、运筹学、信息论、仿真优化、多智能体、群体智能和统计学等领域有了深入研究。在运筹学和控制文献中，强化学习被称为近似动态规划或神经动态规划。强化学习所感兴趣的问题在最优控制（一种关注最优解的存在性、表示和求解的理论，但较少涉及学习和近似）中也有所研究，尤其是环境的数学模型难以求得的时候。在经济学和博弈论中，强化学习可能被用来解释在有限的理性（rationality）下如何达到平衡状态。基本的强化学习被建模为马尔可夫决策过程。

（1）环境状态的集合 S。

（2）动作的集合 A。

（3）在状态之间转换的规则(转移概率矩阵)P。

（4）规定转换后"即时奖励"的规则(奖励函数)R。

（5）描述主体能够观察到什么的规则。

第六节　常用算法

一、蒙特卡洛学习

蒙特卡洛方法(Monte Carlo method)，也称统计模拟方法，是 20 世纪 40 年代中期由于科学技术的发展和电子计算机的发明而提出的一种以概率统计理论为指导的数值计算方法，是指使用随机数(或更常见的伪随机数)来解决很多计算问题的方法。

通常蒙特卡洛方法可以粗略地分成两类。

一类是所求解的问题本身具有内在的随机性，借助计算机的运算能力可以直接模拟这种随机的过程。例如，在核物理研究中，分析中子在反应堆中的传输过程。中子与原子核作用受到量子力学规律的制约，人们只能知道它们相互作用发生的概率，却无法准确获得中子与原子核作用时的位置，以及裂变产生的新中子的行进速率和方向。科学家依据其概率进行随机抽样得到裂变位置、速度和方向，这样模拟大量中子的行为后，经过统计就能获得中子传输的范围，作为反应堆设计的依据。

另一种类型是所求解的问题可以转化为某种随机分布的特征数，比如随机事件出现的概率，或者随机变量的期望值。通过随机抽样的方法，以随机事件出现的频率估计其概率，或者以抽样的数字特征估算随机变量的数字特征，并将其作为问题的解。这种方法多用于求解复杂的多维积分问题。

假设我们要计算一个不规则图形的面积，那么图形的不规则程度和分析性计算(比如积分)的复杂程度是成正比的。蒙特卡洛方法基于这样的想法：假设你有一袋豆子，把豆子均匀地朝这个图形上撒，然后数这个图形之中有多少颗豆子，这个豆子的数目就是图形的面积。当你的豆子越小、撒得越多的时候，结果就越精确。借助计算机程序可以生成大量均匀分布坐标点，然后统计出图形内的点数，通过它们占总点数的比例和坐标点生成范围的面积就可以求出图形面积。

蒙特卡洛方法工作过程如下。

在解决实际问题的时候应用蒙特卡洛方法主要有两部分工作：用蒙特卡洛方法模拟某一过程时，需要产生各种概率分布的随机变量；用统计方法把模型的数字特征估计出来，从而得到实际问题的数值解。

二、Q-学习

Q-学习就是要记录下学习过的策略，因而告诉智能体什么情况下采取什么行动会有最大的奖励值。Q-学习不需要对环境进行建模，即使是对带有随机因素的转移函数或奖励函数也不需要进行特别的改动就可以进行。

对于任何有限的马可夫决策过程（fuzzy MDP，FMDP），Q-学习可以找到一个可以最大化所有步骤的奖励期望的策略。在给定一个部分随机的策略和无限的探索时间，Q-学习可以给出一个最佳的动作选择策略[28]。

（曹志兴　汤　珺　彭圣德）

参考文献

[1]　邱锡鹏.神经网络与深度学习[J].中文信息学报，2020(7)：1.

[2]　周志华.机器学习[J].中国民商，2016，03(21)：93.

[3]　Malsburg C. Rosenblatt F. principles of neurodynamics：perceptrons and the theory of brain mechanisms[J]. Brain Theory，1986：245-248.

[4]　Fischer P C. Review：John McCarthy, the inversion of functions defined by turing machines[J]. Journal of Symbolic Logic，1970，35(3)：481.

[5]　Boyle D，Newe T. Securing wireless sensor networks：security architectures[J]. Journal of Networks，2008，3(1)：65-77.

[6]　Grier D A. Edward Feigenbaum[J]. IEEE annals of the history of computing，2013，35(4)：74-81.

[7]　Hinton G E. Deep belief networks[J]. Scholarpedia，2009，4(6)：5947.

[8]　Rumelhart D E，Hinton G E，Williams R J. Learning representations by back propagating errors [J]. Nature，1986，323(6088)：533-536.

[9]　Cruz J M，Chua L O. A 16×16 cellular neural network universal chip：The first complete single-chip dynamic computer array with distributed memory and with gray-scale input-output[J]. Springer US，1998，3(15)：227-237.

[10]　Jie S，Cherkassky V. Improved VC-based signal denoising[C]//International Joint Conference on Neural Networks. IEEE，2002.

[11]　Hinton G E. Deep belief networks[J]. Scholarpedia，2009，4(6)：5947.

[12]　Allred L G，Kelly G E. Supervised learning techniques for backpropagation networks[C]//Ijcnn International Joint Conference on Neural Networks. IEEE，1990.

［13］ Hastie T，Tibshirani R，Friedman J. Unsupervised learning［C］. Wiley-IEEE Press，2009.

［14］ Hady M，Schwenker F. Semi-supervised learning［J］. Journal of the Royal Statistical Society，2006，172(2)：530.

［15］ Safavian S R，Landgrebe D. A survey of decision tree classifier methodology［J］. IEEE Transactions on Systems，Man，and Cybernetics，1991，21(3)：660 – 674.

［16］ Kestenbaum B. Linear Regression［J］. Springer New York，2009.

［17］ Library W P. Classification and regression tree［J］. Nature Methods，2017，14：757 – 758.

［18］ Zhang M L，Zhou Z H. ML-KNN：A lazy learning approach to multi-label learning［J］. Pattern Recognition，2007，40(7)：2038 – 2048.

［19］ Ghahramani Z. Bayesian methods for artificial intelligence and machine learning［C］// Ecai - european Conference on Artificial Intelligence. DBLP，2008.

［20］ Jordan M I. Serial order：A parallel distributed processing approach［J］. Advances in Psychology，1997，121(97)：471 – 495.

［21］ Elman J L. Finding structure in time［J］. Cognitive science，1990，14(2)：179 – 211.

［22］ MacKay，David J. C. Information theory，inference and learning algorithms［J］. Cambridge University Press，New York，2003. xii+628.

［23］ Goodfellow I，Bengio Y，Courville A. Deep learning［J］. MIT press，2016.

［24］ Sutskever I，Vinyals O，Le Q V. Sequence to sequence learning with neural networks［J］. Advances in neural information processing systems，2014.

［25］ Bengio Y，Courville A，Vincent P. Representation learning：A review and new perspectives［J］. IEEE transactions on pattern analysis and machine intelligence，2013，35(8)：1798 – 1828.

［26］ Hu J，Niu H，Carrasco J，et al. Voronoi-based multi-robot autonomous exploration in unknown environments via deep reinforcement learning［J］. IEEE Transactions on Vehicular Technology，2020，69(12)：14413 – 14423.

［27］ Kaelbling L P，Littman M L，Moore A W. Reinforcement learning：A survey［J］. Journal of artificial intelligence research，1996，4(1)：237 – 285.

［28］ Melo F S. Convergence of Q-learning：A simple proof［J］. Institute of Systems and Robotics，Tech. Rep，2001：1 – 4.

第四章　人工智能在医疗中的应用

关键词：人工智能，医学影像诊断，目标检测，图像分割，肿瘤起源检测，靶向药物开发，临床决策支持

随着人工智能的理论和技术的日益成熟，其应用领域也在不断扩大。人工智能在过去十年中被广泛应用于交通、娱乐和互联网技术（internet technology，IT）行业，并且在医疗领域也取得了瞩目的成绩。目前，人工智能在医疗领域的应用集中在以下几个方面。

第一，通过人工智能诊断疾病。例如，利用机器学习能使癌症识别更加精准。

第二，将人工智能技术应用在医学影像诊断上。例如，通过图像识别对影像进行分析，获得一些有意义的特征信息。利用深度学习，通过大量数据进行学习训练，使其获得诊断能力。

第三，将人工智能技术应用在药物研发上。例如，利用机器学习进行靶向药物开发，降低成本，提高成功率。

第四，将人工智能技术应用到健康管理的具体场景中。例如，利用人工智能进行风险识别、患者管理、在线问诊及健康干预等。

人工智能深度学习在医疗界的不同方向和领域中有着不同的神经网络模型和算法。其中，在医学成像上主要应用了计算机视觉，在电子健康数据记录等领域则主要应用了自然语言处理，在机器人辅助临床手术方面则应用强化学习，在基因组学方面主要应用广义深度学习。下面对计算机视觉、自然语言处理和图神经网络进行简单概述。

计算机视觉领域作为深度学习应用最广泛的方向，侧重于图像和视频理解，处理分类目标、检测和分割等任务，在医学领域中有助于确定患者的医学影像是否含有恶性肿瘤。而卷积神经网络（convolutional neural networks，CNN）作为一种深

度学习网络,用于处理具有自然空间不变性的数据(比如图像等),已经成为计算机视觉领域的核心。

自然语言处理(natural language processing,NLP)的重点是分析文本和语音,以推断词义。NLP 的典型成功案例包括机器翻译、文本生成和图像字幕。在健康医疗领域,时序深度学习和语言技术的发展推动了电子健康记录(electronic health record,EHR)等方面的应用。递归神经网络(recurrent neural network,RNN)是一种有效处理语言、语音和时间序列数据等顺序输入的深度学习算法,在 NLP 领域发挥了重要的作用。前馈神经网络的输入和输出的维数都是固定的,不能任意改变。循环神经网络通过使用带自反馈的神经元,能够处理任意市场的序列。

在本章中,我们首先会对人工智能在目前医疗界的发展和应用进行综述,然后通过举例对人工智能在医疗领域的应用进行说明,包括以下部分:医学影像中的人工智能、病理学中的人工智能、新药研发中的人工智能、健康管理中的人工智能、疾病分子机制研究中的人工智能、复杂网络与人工智能的关系及其在医学中的应用。

第一节　人工智能在医疗界的应用概况

随着人工智能的发展,其应用在健康管理、病理分析、药物研发、基因测序和影像辅助诊断、精准医学等方面都取得了瞩目的成果。目前,在人工智能在医疗界应用最多的是深度学习,由于其擅长处理高维度、稀疏的信号,可以很好地把很多现实问题转换成可以处理的形式,在医学、药物设计和医疗保健等方面具有潜力。医学影像处理作为当前医疗领域的热点方向,主要用于解决图像分类、目标检测、图像分割和影像检索四大问题,节省了大量时间,提高了诊断、放疗及手术的精度。

一、为高维医学成像设计临床可转化的人工智能系统

计算机计算能力、深度学习架构和专家标记数据集的进步,推动了医学成像人工智能(artificial intelligence,AI)系统的发展。然而,使用人工智能系统来帮助完成简单的临床任务仍然具有挑战性。

美国国立卫生研究院于 2018 年确定了医学成像人工智能未来的关键重点领域[1],为图像采集、算法、数据标准化和临床决策支持系统的研究制定了基础路线。这条路线探索了高维临床成像数据所特有的挑战,还强调了开发机器学习系统所涉及的一些技术和伦理考虑,这些系统更好地代表了许多成像模式的高维性质。

此外，他们认为，试图解决可解释性、不确定性和偏见的方法应该被视为任何临床机器学习系统的核心组成部分。

二、癌症组织病理学中分散式人工智能的蜂群学习

人工智能可以直接从常规的组织病理学切片中预测分子改变。然而，训练强大的人工智能系统需要大量的数据集，但是这些数据收集面临实际、伦理和法律障碍。这些障碍可以通过群体学习（swarm learning，SL）来克服，即合作伙伴共同训练人工智能模型，同时可以避免数据传输和垄断的数据治理。

Oliver Lester Saldanha 等学者展示了将 SL 应用于 5 000 多名患者的千兆像素组织病理学图像的大型多中心数据集的成功案例[2]。结果表明，使用 SL 训练的人工智能模型可以直接从苏木精和伊红（HE）染色的结直肠癌病理切片中预测 *BRAF* 突变状态和微卫星不稳定性。研究人员对来自北爱尔兰、德国和美国的三个患者队列训练了人工智能模型，并在英国的两个独立数据集中验证了预测性能。数据显示，SL 训练的人工智能模型优于大多数本地训练的模型，并与在合并的数据集上训练的模型表现相当。此外，结果表明，基于 SL 的人工智能模型具有数据效率。在未来，SL 可用于训练任何组织病理学图像分析任务的分布式人工智能模型，并消除了数据传输的需要。

三、基于人工智能的医疗设备

在人工智能（AI）/机器学习（ML）时代的初期，人们对它的期望很高，专家们预见到 AI/ML 显示出在诊断、管理和治疗各种疾病方面的潜力。事实上，基于 AI/ML 的技术已被证明可以支持放射学、肿瘤、眼科和一般医疗决策的一些医学专业。ML 模型已被证明可以减少等待时间，改善药物依从性，自定义胰岛素剂量和帮助解释磁共振图像等。尽管 AI/ML 具有广泛的应用前景，但在日常临床实践中实施的障碍很多。问题包括这些软件程序的透明度、它们输入数据的固有偏见及它们的安全性。

在 AI/ML 时代开始时，对于医学和科学界来说，应该清楚地了解哪些医疗技术被认为是基于 AI/ML 的，以及哪些技术受到监管。了解这些技术如何成为医疗专业人员工具集的元素尤为重要。为此，Stan Benjamens 等对美国食品药品管理局（Food and Drug Administration，FDA）批准的目前基于 AI/ML 的医疗设备和算法进行深入的了解，为了提高人们对监管机构重要性的认识，明确说明一种医疗设备是否基于 AI/ML[3]。不仅如此，Stan Benjamens 等创建了相关数据库，并且

定义了将一项技术是否分类为基于 AI/ML 的阈值，希望数据库能够作为监管机构将启动的数据库和他们发布的阈值定义为基础来判别将一项技术是否分类为基于 AI/ML。

四、医疗保健领域人工智能算法

ML 和 AI 算法有潜力从临床数据中获得相关信息，并改善患者的预后。但即使在 ML/AI 算法成功融入临床实践后，仍应不断进行监测和更新，以确保其长期的安全性和有效性。为了使人工智能在临床护理中应用更加成熟，Jean Feng 等提倡创建负责质量保证和人工智能算法改进的医院单位，并将长期以来用于医院质量保证和质量改进的工具用于监控静态 ML 算法，最后还强调了在现有方法和方法创新机会之间进行选择时的关键考虑因素，对目标变量和输入变量的更改与输入变量和目标变量之间关系的变化进行监控[4]。

（曹志兴　彭圣德　汤　珺）

第二节　医学影像学中的人工智能

医学影像与人工智能的结合是最具发展前景的领域。2012 年以后，随着深度卷积神经网络技术的兴起和应用，人工智能在计算机视觉领域取得了突破性发展。基于图像识别的计算机视觉，可以对医学影像数据进行深入分析，获取更多有价值的信息。大量数据的训练和学习可以使其分析能力不断提升，从而在精准诊断方面显示出广阔的应用前景。目前在肿瘤检测、预测肿瘤治疗反应、疾病风险评估、宫颈癌筛查等方面已有较多的临床应用和研究。

一、肿瘤的检测

2021 年，Wang 等利用深度学习方法从切除的淋巴结组织病理学图像中预测胃癌[5]。首先，对 HE 染色的病理进行切片，用来获得全视野图像（wholeslide images，WSI）。然后，选取少量样本让病理学家进行详细标注，并对 U－Net 分割网络和条件随机场分类网络进行训练。使用经过训练的网络分析所有 WSI。接下来，根据系统的输出计算每个患者的肿瘤区域。

在前文 Liu 等学者的肿瘤检测研究中，数字图像分析和人工智能方面的突破有可能帮助病理学家准确计算,并简化这些比较耗时的步骤。随着 WSI 扫描仪的容量越来越高,实现胃癌准确分期的数字化工作流程越来越可用,以减少病理学家的工作量,最终为肿瘤学家带来更精确的治疗策略。病理学家在肿瘤的诊断中具有更好的特异性,但人工智能具有更好的诊断灵敏度和速度。病理学家和人工智能组合的协同作用能使癌症诊断的快速性和准确率大幅提高。

二、预测肿瘤治疗反应

近年来,医学图像分析越来越转向深度学习方法,在各种医学图像应用中取得了显著的效果,包括皮肤病学、眼科、病理学和放射学。深度学习方法是一种数据驱动的方法,其中图像特征是基于特征的预测能力而自动设计和组织的,而不是基于人类的预先知识。

2021 年,Lu 等通过深度学习从一系列医学成像中预测转移性结直肠癌早期肿瘤(metastatic colorectal cancer,mCRC)治疗反应[6]。他们提出了一种利用深度学习网络来表征肿瘤形态学变化的分析,以评估 mCRC 患者的反应。该研究的目的是探讨深度学习方法以总体生存率为主要终点,预测 mCRC 患者早期治疗反应的能力。

研究部署了两种类型的网络,卷积神经网络(CNN)和循环神经网络(RNN)。CNN 通常用于自动提取来自静态图像的图像特征(比如图像分类和检测),而 RNN 用于自动建立来自一系列信号(比如语音识别和视频分析)的动态时间相关特征之间的关系。在文章中,对自动响应评估的研究时,CNN 被用来从 CT 扫描中提取每个时间点的图像特征,而 RNN 被用来从 CNN 在一系列时间点提取的图像特征中建立一个时间相关的网络。

三、疾病风险评估

2021 年,Chao 和 Shan 等学者利用了深度学习方法建立了癌症患者患心血管疾病(cardiovascular disease,CVD)风险预测模型,借助用于肺癌筛查的低剂量计算机断层扫描(low dose computed tomography,LDCT),为癌症高危患者同时进行癌症筛查和 CVD 风险评估提供了可能性[7]。

研究纳入了两个数据集,共 10 730 名受试者。利用国家肺部筛查试验(NLST)公共数据集进行模型开发和验证。首先使用来自 NLST 数据集的 263 个 LDCT 训练CNN 心脏检测器来分离心脏区域。然后提出了三维(3D)CNN 模型,Tri2D‐Net,由 CVD 特征提取和 CVD 筛选分类器组成。使用 CVD 筛选结果作为目标标签,对 Tri2D‑Net 进行训练。训练后,使用 CVD 阳性预测概率作为 CVD 死亡风险量化评分,并通过 NLST 数据集上的 CVD 死亡标签进行验证。为了进一步评估模型的泛化能力,将学习的高维 CVD 特征用三种流行的标准 CVD 风险评分进行校准,包括 CAC 评分、CAD‑RADS 评分和 MESA 10 年期风险评分。

在 Chao 和 Shan 等学者的研究中,他们利用人工智能中的深度学习模型证明了肺癌筛查的 LDCT 在 CVD 风险评估的价值。该研究通过对肺癌患者的 LDCT 扫描结果获得定量和可靠的 CVD 风险评分,可以有效地降低肺癌患者罹患心血管疾病的高死亡率。

四、宫颈癌筛查

随着深度学习的发展,CNN 已被应用于宫颈病变细胞的识别。CNN 借助于图像分类和目标检测可以直接识别宫颈病变细胞。与传统的检测方法相比,利用人工智能不需要进行传统的分割过程,而且基于 CNN 的方法可以自动学习特征表示,具有更好的泛化性。

2021 年,Chen 等学者为了解决 WSI 分析的准确性、泛化和速度方面的挑战,他们提出了一种基于深度学习和大规模 WSI 的宫颈癌筛查的计算机辅助诊断系统[8]。开发了一种渐进式病变细胞识别方法,结合低分辨率和高分辨率 WSI 来推荐病变细胞,以及基于循环神经网络的 WSI 分类模型来评估 WSI 的病变程度。该研究采用低分辨率和高分辨率组合、数据增强、多样化数据学习和硬样本挖掘的集成策略,以实现系统的高精度、良好的泛化和快速的优势。

首先,他们创建了一个 CNN 网络以低分辨率筛选 WSI,以快速定位可疑区域。其次,他们设计了另一个 CNN 以高分辨率进一步识别这些区域。最后,系统推荐每个载玻片中 10 个最可疑的病变区域,供细胞病理学家进一步检查。除了推荐可疑的病变区域,系统还评估了 WSI 的病变程度,并通过开发一个基于 RNN 的 WSI 分类模型给出了一个概率。提取前 10 个区域的 CNN 图像特征,并输入 RNN 模型中,得到 WSI 的正概率。

总而言之,Chen 等学者建立了一个宫颈切片分析系统,并有效地证明了利用深度学习能解决当前宫颈癌筛查方法的瓶颈问题。大量的验证实验表明,他们的系统可以用于有效地对切片进行分级、重点标记病变细胞、减少细胞学筛查人员的工作量。由上文可以证明,强大的 WSI 分析系统将作为有效的细胞学筛查辅助,以加快宫颈癌筛查的普及。

五、总结

过去 20 年里，医学影像技术、人工智能技术及这两项技术相结合的临床应用在全世界范围内得到了快速的发展。随着医学影像数据的扩增、人工智能算法模型的改进优化及软硬件设备的提升，越来越多的人工智能技术开始应用并落地于临床医学影像场景中，从而帮助医师提高诊疗效率和诊疗精度，缩短患者就诊等待时间，降低患者就医成本等。

（曹志兴　彭圣德　汤　珺）

第三节　病理学中的人工智能

面对复杂多变、形式多样的癌症，人工智能已经成为与其作斗争的有力武器之一。在病理学中，人工智能技术通常比人类病理学家的读数更敏感、更准确、更精确、更一致。随着人工智能的发展，数字病理学等新兴领域也随之出现，同时也推动人工智能图像分析的发展。基于人工智能的计算病理学作为一门新技术，可以提高高质量医疗保健的准确性和可用性。通过深度学习的辅助，数据库、集成和云实验室正在成为病理学日常实践的重要组成部分。目前在肿瘤起源检测、乳腺癌患者淋巴结转移检测、预测未知原发性癌症的起源等方面已有较多的临床应用和研究。

一、肿瘤起源检测

在上节中介绍到目前许多学者通过图像识别等手段对肿瘤医学影像进行深入分析，可以对肿瘤的位置进行检测。在肿瘤病理学中，肿瘤起源检测作为疾病分类的一个主要支柱，其研究成果对指导临床护理具有重要意义。2019 年，Alexander Penson 等学者开发了一种机器学习方法，并成功地从相应患者 DNA 序列数据中预测肿瘤类型[9]。

首先，通过学习大量患者的 HE 染色病理切片，以弱监督的方式训练出一个 CNN 模型（命名为 TOAD）。然后，在读取一张病理切片后，TOAD 能够对人体的 18 种组织进行预测打分。最后，通过对预测分数进行排序，以找到癌症最可能的组织来源。

总体而言,该研究结果似乎说明了人工智能在医学中对临床决策支持的新兴和强大作用。通过临床实施人工智能来指导诊疗和肿瘤类型诊断,可以补充标准的组织病理学检测和成像,从而提高诊断的准确性。

二、乳腺癌患者淋巴结转移检测

为了评估自动深度学习算法在检测 HE 染色的乳腺癌女性淋巴结组织切片中的转移方面的性能,并且将其与病理学家的诊断进行比较,Bejnordi 等学者用神经网络完成了两个任务[10],第一个是 Detection,找到已经扩散的组织;第二个是 Binary Classification,来判断是不是已经扩散到了前哨淋巴结。

在该研究中,基于深度学习的计算机分析已经显示了作为一种诊断策略的潜在好处,表明了深度学习算法在病理诊断方面的潜在效用。

三、预测未知原发性癌症的起源

2021 年,Lu 等学者将 AI 与癌症溯源结合起来,开发了一种使用常规组织学切片就能准确查找转移性肿瘤的起源的 AI 系统,同时对原发灶不明转移癌症(cancer of unknown primary,CUP)进行鉴别诊断[11]。该 AI 系统能够改善对复杂转移性癌症患者的诊断,尤其是医疗资源贫乏地区的患者诊断。

在该研究中,研究者基于涵盖了超过 18 种常见原位癌的 3.2 万个数字化高分辨率组织学切片库,提出了一种高通量、基于深度学习的评估肿瘤起源算法(TOAD),研究者利用来自超过 2.2 万名癌症病例的肿瘤千兆像素病理学全切片来训练该模型,随后在大约 6 500 个已知的原发病例中验证 TOAD 算法,并用之分析日益复杂的转移性癌症病例,以此来建立针对原发灶不明癌症的人工智能模型。

四、预测免疫检查点抑制剂疗效

在病理学中,基于肿瘤浸润淋巴细胞(tumor infiltrating lymphocyte,TIL)的生物标志物在预测免疫检查点抑制剂(ICI)的有效性方面具有应用价值。人工智能驱动的 WSI 评估 TIL 生物标志物和免疫表型,与 ICI 反应相关,可能有助于优化临床实践中的治疗选择。2022 年,Sehhoon Park 等学者开发了一种由 AI 驱动的肿瘤微环境中 TIL 的 WSI 分析仪[12],基于 TIL 的状态将肿瘤重新定义为三种免疫表型:炎症型(TIL 在肿瘤内)、免疫排除型(TIL 在肿瘤外)和免疫沙漠型(缺乏 TIL)。

这项研究成果近日发表在《临床肿瘤学杂志》。AI 定义的肿瘤免疫表型,与

NSCLC 患者的预后和对 ICI 的治疗反应相关,其中炎症型患者对 ICI 治疗的反应最好,生存期更长。解决采用传统病理学的 WSI 对淋巴细胞进行观察和分析耗时长且具有主观性的问题,在 TIL 临床中具有十分广泛的应用。

五、总结

综上所述,深度学习等人工智能算法大大推动了病理图像自动诊断的发展,目前已经有许多工作都已经达到了临床应用的水平,比如宫颈细胞学的计算机辅助诊断已使用多年,但仍有提高空间。

以深度学习为代表的人工智能在一定程度上减少了病理医师经验性误判导致的误诊情况,提高了工作效率。结合强大的客观分析能力,计算机还能发现人眼不易察觉的细节,学习到病理切片分子层面上的特征,从而不断完善病理医师和数字病理诊断的知识体系。

(曹志兴　彭圣德　汤　珺)

第四节　新药研发中的人工智能

尽管在药物发现和药物化学方面取得了巨大的技术进步,但生物制药行业仍然面临着两个挑战:第一个是新药研发周期很长且十分复杂,第二个是药物研发经费十分昂贵。人工智能的发展为新药研发带来了新的技术手段。通过机器学习(ML)、深度学习(DL)等方式应用于药物靶点发现、化合物筛选等环节,大大提升了新药研发的效率,为降本增效提供了可能。在新药研发过程中,主要是将 ML、DL 等 AI 技术,应用到前期研究、靶点发现、化合物合成、化合物筛选、新适应证发现、晶型预测、患者招募等新药研发环节。如数据挖掘和分析有助于药物靶标的确立,进而找到具有潜力的先导化合物,从而最大限度提升新药研发效率。目前,在加速药物发现、癌症靶点鉴定中应用等方面已经有了较多的研究和应用。

一、加速药物发现

由于许多候选药物在进入临床试验前都失败了,为解决这个问题,Leung 等成立了 BenceSci 系统,并开始构建人工智能应用程序,分析学术文章的全文,提取相关信息,为特定试验选择最合适的试剂。

首先,BenceSci系统借助于人工智能和大数据从超过1100万篇开放和封闭获取的科学论文和3 200万份产品中收集数据。其次,BenceSci系统使用由40多名博士科学家训练的100多个机器学习模型去理解科学信息。最后,BenceSci系统为科学家的特定项目选择合适的试剂,进行成功率更高的试验。

在当前应用程序成功的基础上,BenchSci系统正在发展其技术,以提供更全面的解决方案,帮助领先的制药公司解决其最大的研发挑战。

二、进行药物研发

在过去的几年中,人工智能的各种概念已经被成功地应用于计算机辅助药物的研发。这一进步主要归功于深度学习算法的能力,即具有多个处理层的人工神经网络,能够建模复杂的非线性输入输出关系,并从底层数据表示中进行模式识别和特征提取。深度学习为药物发现带来了希望,包括先进的图像分析、分子结构和功能的预测,以及自动生成具有定制性质的创新化学实体。

2020年,José Jiménez-Luna等学者对可解释性人工智能在药物研发领域进行了全面的概述,并且强调其优势、局限性和未来方向[13]。在药物研发和相关学科中的可解释人工智能的计算方法,根据各自的方法概念主要可以分为以下几点。

(1)特征归因:确定局部特征对预测的重要性。

(2)基于实例:计算需要存在或不存在的特征子集,以保证或更改预测。

(3)基于图卷积:在消息传递框架内解释模型。

(4)自我解释:开发可通过设计解释的模型。

(5)不确定性估计:量化预测的可靠性。

在药物发现背景下,尽管所提供的预测可以证明可解释性的深度学习模型对从业者有极大的帮助,但很难实现。

三、癌症靶点鉴定中的应用

在过去的几十年里,随着人工智能生物学分析算法的快速发展,越来越多的人尝试将人工智能用于识别新的抗癌靶点并从生物学网络中发现新的药物。靶向药物治疗作为尖端的癌症治疗方法之一,具有效率高、不良反应小、耐药性低等优点。因此,利用人工智能鉴定新的治疗靶点并评估其可行性成为当前靶向药物治疗的癌症研究重点。2022年,You等学者利用人工智能方法来识别新的抗癌靶点并研发药物,并根据生物网络结构的数据将这些人工智能算法分为基于网络的生物学分析算法和基于机器学习(ML)的生物学分析算法[14]。

一方面,基于网络的生物学分析算法提供了多种替代网络方法来识别癌症靶点。其中包括最短路径算法、模块检测算法和节点中心性。最短路径算法可以有效地识别网络中的调控路径,能够识别接近已知癌症基因的潜在基因。模块检测算法通过分析复杂网络的拓扑结构来智能识别癌症的潜在治疗靶点。节点中心性适合于智能定位网络生物学中具有重要生物学功能的关键节点。

另一方面,基于 ML 的生物学分析不仅可以有效地处理高通量、异质和复杂的分子数据,还可以挖掘生物网络中的特征或关系。其中包括决策树算法和深度学习。决策树算法为选择重要的癌症拓扑特征。深度学习利用网络特征来识别癌症靶点和研发药物。

总的来说,基于网络的生物学分析算法的优点是不仅提供了多种替代方法来识别癌症靶点,还善于处理小样本网络的情况,并且可以将先前的生物学知识和经验整合到基于网络的生物学分析算法中,使其可被解释。基于 ML 的生物学分析的优点是可以全面探索生物网络中的节点度、边缘长度、模块等特征,通过复杂生物网络中的多组学数据的人工智能,准确提供癌症药物靶点的预测。随着未来深度学习的发展,将有越来越多的基于 ML 的生物学分析应用用于识别新的抗癌靶点。

四、总结

随着数据量的增加和计算机性能的不断增强,深度学习逐渐成为人工智能子领域中非常重要的组成部分,尤其是其展示的神经网络架构的灵活性,比如卷积神经网络、递归神经网络和完全连接的前馈网络。制药行业通过与人工智能的结合,可以不断提高临床试验的成功率,以及打造更快、成本更低和更有效的药物开发流程。对于人工智能新药研发来说,多数情况下比较适合处理化学药物,对于大分子生物药物的研发,目前的人工智能技术还有些力不从心。

(曹志兴 彭圣德 汤 珺)

第五节 健康管理中的人工智能

人工智能在医疗领域得以迅速应用和发展的关键,在于医疗大数据的积累和数据库的发展。而这些数据并不仅仅产生于医学影像的获得或医院诊断的信息录入,还可以在人们的日常生活中随时随地产生。在此基础上,通过人工智能的算法,人们不仅可以对个人的健康状况进行精准化的把握,还可以通过大数据把握传染性和季节性疾病的发展状况,从而做出相应的应对措施,可以为人类提供高质量、智能化与日常化的医疗护理服务。

人工智能在健康管理领域的发展主要集中在以下六个方面:大数据与流感预测、机器学习与血糖管理、数据库技术与健康要素监测、健康管理与生活品质提升、人脸识别与情绪分析和医学分析与人类寿命的预测。目前,在决策人工智能、连续的全癌预测、进行传染病分类、识别共性和共病集群等方面已经有了较多的研究。

一、决策 AI——支持系统的早期临床评估报告指南

目前,越来越多基于人工智能的临床决策支持系统在临床前和计算机评估中有着广泛的应用,但很少有临床决策支持系统对患者护理方面有实际用处。2022年,Baptiste Vasey 等学者收集和分析专家对人工智能系统早期临床评估报告的意见,将基于人工智能的临床决策支持系统应用于早期现场临床评估的研究,使决策人工智能适用于所有类型的决策支持模式(即检测、诊断、预后和治疗)[15]。

二、连续的全癌预测

近年来,随着医疗系统信息化程度的提升,电子健康记录被广泛采用,在影像学检查、皮肤病学、病理学、内镜检查、器官损伤预测、感染预测、重症监护和急诊等方面有着较多的发展和应用,促进和完善了医疗保健系统。

为此,Hong 等利用机构电子健康记录数据仓库提取结构化的临床变量,以创建一个 ML 模型,以预测癌症患者的急诊就诊和住院情况[16]。该研究被用于进行直接护理,减少了急诊就诊和住院人数。

Olivier Morin 等学者为了将人工智能应用于个体预后,开发了一个持续不断学习的基础设施 MEDomics,通过它系统地组织多模式健康数据并评估数据质量[17]。使用这个框架,目前组成了成千上万的癌症患者数据记录和数百万的数据点,展示了这个框架在肿瘤学中的预后作用。

三、从非结构化电子病历中进行传染病多分类

预测性诊断传染病有助于提供更好的治疗,并加强对此类疾病的预防和控制。为此,Wang 等学者设计了一种多重传染病诊断模型(multiple infectious disease diagnostic model,MIDDM),对传染病进行多分类,以协助传染病的临床决策[18]。

首先,收集传染病的诊断需要包含各种详细信息的患者医疗记录,其中主要数据是从非结构化的电子病历中提取出来的。由于这些数据缺乏一致性,因此使用正则表达式和自然语言处理方法来生成特征。然后,在目前同时诊断多种传染性疾病的多分类任务下,还考虑了使用分类机学习方法。通过使用多分类策略(如One-VS-Rest 策略)将其转换为多类架构。最后,使用 Softmax 函数作为神经输出层的激活函数,使模型能够同时计算多个类别的分类概率,其中概率最高的类别为神经诊断输出。构建了针对多种常见传染病的多重传染病诊断模型。多重传染病诊断模型引入了自动编码器深度学习模型,并使用无监督学习对高维数据进行了快速的特征提取和特征表示。

该研究以医院真实的传染性病例为基础,通过收集各种疾病过程中的数据,建立基本数据集。利用自动编码器模型的无监督学习方法,高效地提取和表达高维数据的特征,使稀疏数据密集,使模型更易于训练。

四、识别人类免疫中心的共性和共病集群

共病在慢性炎症疾病中很常见,需要多学科的治疗方法,因此了解单一疾病及其共病之间的联系对于适当的治疗和管理是十分重要的。为了识别人类免疫中心的共性和共病集群,Pierandrea Morandini 等学者借助人工智能进行评估[19]。

首先,进行数据收集。从人类研究医院收集了风湿免疫科正在进行或终止护理过程的患者的所有临床记录。其次,进行数据选择和数据预处理。通过对所使用的布局进行分析,就可以识别出包含感兴趣的信息的段落。结论段落提取最终诊断,治疗段落提取临床医师规定的药物。最后,进行标记提取和聚类。标记提取完全使用正则表达式(RegEx)进行,有助于定义可靠的模式,用于检测检索文本中考虑的病理和治疗。数据集经过了聚类过程,以探索收集实体的最优分组安排。

五、总结

人工智能和机器学习解决方案正在改变医疗保健的交付方式。人工智能技术非常适合分析这些数据并发现人类自己无法找到的模式和见解。人工智能在健康管理行业中的好处如下。

(1)借助人工智能进行深度学习,医疗保健组织可以使用算法来帮助做出更好的业务和临床决策,并提高体验质量。

(2)通过检查数据模式,人工智能技术可以帮助医疗保健组织充分利用其数据、资产和资源,完善临床和运营工作流程。

（3）使用人工智能和机器学习技术，可以将分散的数据连接在一起，更统一地了解数据背后的个体。

（4）通过将机器学习技术应用于最新的生物医学数据和电子健康记录，医疗保健专业人员可以快速挖掘由医疗专业人员策划的准确、相关、基于循证的信息。

（曹志兴　彭圣德　汤　珺）

参考文献

［1］ Shad R, Cunningham J P, Ashley E A, et al. Designing clinically translatable artificial intelligence systems for high-dimensional medical imaging［J］. Nature Machine Intelligence, 2021, 3(11): 929 - 935.

［2］ Saldanha O L, Quirke P, West N P, et al. Swarm learning for decentralized artificial intelligence in cancer histopathology［J］. Nature Medicine, 2022, 28(6): 1232 - 1239.

［3］ Benjamens S, Dhunnoo P, Meskó B. The state of artificial intelligence-based FDA-approved medical devices and algorithms: an online database［J］. NPJ digital medicine, 2020, 3(1): 1 - 8.

［4］ Feng J, Phillips R V, Malenica I, et al. Clinical artificial intelligence quality improvement: towards continual monitoring and updating of AI algorithms in healthcare［J］. NPJ Digital Medicine, 2022, 5(1): 1 - 9.

［5］ Wang X, Chen Y, Gao Y, et al. Predicting gastric cancer outcome from resected lymph node histopathology images using deep learning［J］. Nature Communications, 2021, 12(1): 1 - 13.

［6］ Lu L, Dercle L, Zhao B, et al. Deep learning for the prediction of early on-treatment response in metastatic colorectal cancer from serial medical imaging［J］. Nature Communications, 2021, 12(1): 1 - 11.

［7］ Chao H, Shan H, Homayounieh F, et al. Deep learning predicts cardiovascular disease risks from lung cancer screening low dose computed tomography［J］. Nature Communications, 2021, 12(1): 1 - 10.

［8］ Cheng S, Liu S, Yu J, et al. Robust whole slide image analysis for cervical cancer screening using deep learning［J］. Nature Communications, 2021, 12(1): 1 - 10.

［9］ Penson A, Camacho N, Zheng Y, et al. Development of genome-derived tumor type prediction to inform clinical cancer care［J］. JAMA Oncology, 2020, 6(1): 84 - 91.

［10］ Yala A, Mikhael P G, Lehman C, et al. Optimizing risk-based breast cancer screening policies with reinforcement learning［J］. Nature Medicine, 2022, 28(1): 136 - 143.

［11］ Lu M Y, Chen T Y, Williamson D F K, et al. AI-based pathology predicts origins for cancers of unknown primary［J］. Nature, 2021, 594(7861): 106 - 110.

［12］ Park S, Ock C Y, Kim H, et al. Artificial intelligence-powered spatial analysis of tumor-infiltrating lymphocytes as complementary biomarker for immune checkpoint inhibition in non-small-cell lung cancer［J］. Journal of Clinical Oncology, 2022, 40(17): 1916.

［13］ Jiménez-Luna J, Grisoni F, Schneider G. Drug discovery with explainable artificial intelligence ［J］. Nature Machine Intelligence, 2020, 2(10): 573 - 584.

［14］ You Y, Lai X, Pan Y, et al. Artificial intelligence in cancer target identification and drug discovery［J］. Signal Transduction and Targeted Therapy, 2022, 7(1): 1 - 24.

［15］ Vasey B，Nagendran M，Campbell B，et al. Reporting guideline for the early stage clinical evaluation of decision support systems driven by artificial intelligence：DECIDE-AI［J］. BMJ，2022，377.

［16］ Hong J C，Niedzwiecki D，Palta M，et al. Predicting emergency visits and hospital admissions during radiation and chemoradiation：An internally validated pretreatment machine learning algorithm［J］. JCO Clinical Cancer Informatics，2018，2：1 – 11.

［17］ Morin O，Vallières M，Braunstein S，et al. An artificial intelligence framework integrating longitudinal electronic health records with real-world data enables continuous pan-cancer prognostication［J］. Nature Cancer，2021，2(7)：709 – 722.

［18］ Wang M，Wei Z，Jia M，et al. Deep learning model for multi-classification of infectious diseases from unstructured electronic medical records［J］. BMC Medical Informatics and Decision Making，2022，22(1)：1 – 13.

［19］ Morandini P，Laino M E，Paoletti G，et al. Artificial intelligence processing electronic health records to identify commonalities and comorbidities cluster at Immuno Center Humanitas［J］. Clinical and Translational Allergy，2022，12(6)：e12144.

第五章　人工智能在前列腺癌风险评估及预后预测方面的应用

关键词：前列腺癌，结构化电子病历，病理报告，风险预测，人工智能，健康大数据

第一节　基于结构化数据的前列腺癌风险评估

传统的前列腺癌风险评估模型主要通过线性方程或 Logistic 回归方程构建而成，这些模型通常包含数个不同的预测因子（包括但不限于临床指标、分子标志物或影像学检查等），相较于临床上常用的独立评估指标如血清 PSA、多参数磁共振等有着更强的敏感性与特异性。通过应用预测模型，能有效规避掉一部分不必要的前列腺穿刺，并协助医师根据预测的预后结果做出相应的治疗决策。

然而，现实的问题往往十分复杂，单纯用这些传统方式构建的线性模型真的能很准确地捕捉与理顺那些潜在预测因子与前列腺癌之间的更高维度的关系吗？这些传统的预测模型真的能非常准确地预测前列腺癌并满足临床需要吗？

机器学习的方法可以通过从数据本质与规则中不断学习并总结出相关规律，似乎是解决这种复杂现实问题的有效方案。因此，有学者提出，通过人工智能的高算力特点所建立的模型可更好地反映可能影响结果的参数之间的高维关系。对比传统模型，基于结构化数据的模型有着更高的诊断效能与更大的潜在临床应用价值。

一、机器学习算法用于前列腺癌风险预测模型构建

人工智能算法在预测肿瘤风险预测及诊断方面，有一些学者进行了有益的尝试。

例如，以色列及加拿大的研究人员，通过分析体检中心的血常规检查数据，分析患者后续患有结肠癌的风险，并通过人工智能算法构建了预测的模型[1]。研究人员分析了 1 755 例结肠癌患者和 54 730 例健康对照，利用 Maccabi Health Service 中存储的数据，采集了血常规、血生化检查中的数十种指标，其中包括很多看似与肿瘤发病不相关的指标，如肝功能指标（转氨酶、胆红素等）、代谢指标（包括白蛋白、血糖、胆固醇、总蛋白、低密度脂蛋白等）、维生素（维生素 B_{12}、叶酸），采用一种名为 MeScore 的机器学习算法进行特征筛选，最终通过 Logistic 回归构建结肠癌患病风险的预测模型。根据模型可将患者的结肠癌风险评分为 1～10 分，一般采用 5 分作为判断患者是否可能存在结肠癌的界值，可获得 95.1% 的特异性和 24% 的敏感性，在具体临床应用上，可以建议评分≥5 分的患者进行结肠镜检查，使得肿瘤检出的概率大大提高，做到更有针对性的筛查。

例如，Jungyo Suh 等通过机器学习的方式建立并验证了前列腺癌的风险预测模型[2]。该预测模型共涵盖了 PSA、前列腺体积、睾酮等在内的八项指标。

研究人员使用了 2009—2019 年 Boramae 医疗中心收集的 3 832 例患者前列腺活检数据。在这些患者中，研究人员排除了病理表现不明确的情况，包括非典型小腺泡增殖、前列腺上皮内瘤变及在前列腺活检中发现的非典型癌，在应用排除标准后将 3 791 例患者的数据用于本研究，缺失值由非参数多重插补算法 MissForest 插补。

研究人员比较了几个基于决策树的模型 XGBoost、Adaptive Boosting（ADABoost）和 Adaptive Boosting（LightGBM），以及 K 近邻、朴素贝叶斯分类器和前馈神经网络，最终选择 XGBoost 进行预测模型开发。

模型随机选择 75% 的开发集进行训练，剩下的 25% 被分配到测试集上进行模型准确性评估。XGBoost 模型参数由贝叶斯优化算法调整，最终最小化负均方根误差（RMSE）得到最佳预测模型。实验进行了五个训练测试周期，这被称为五折交叉验证法，训练结束后计算平均结果来分析模型的性能。

最终的结果显示，该模型对于前列腺癌的风险评估有着很好的效果，预测前列腺癌的受试者特征曲线（receiver operating characteristic，ROC）的曲线下面积（area under the curve，AUC）为 0.869，而预测临床显著前列腺癌（csPCa）的 AUC 更是高达 0.945。另外，其对于 PSA 处在 3～10 ng/mL 这一临床诊断"灰区"之间的患者依然表现出较高的诊断效能，预测前列腺癌与 csPCa 的 AUC 分别为 0.827 与 0.926。

然而，笔者认为这个研究中的预测模型中所使用参数都是较为经典或传统的临床指标，并没有纳入近年来对前列腺癌诊断有着巨大影响的影像学检查如多参数磁共振或新型分子标志物检查如 PC3、4K score、selectMDx 等。即便如此，此预测模型如此高的诊断效能已经足够鼓舞人心，我们也有充分的理由相信，如果能加上这些新的影像学与新型分子标志物检查作为参数建立机器学习模型，对前列腺癌风险的评估将更加准确。

二、基于机器学习算法的前列腺癌风险预测模型的优势

这种基于结构化数据的预测模型的高诊断效能主要得益于机器学习远超人类水平的高计算力，在这种复杂计算能力的加持下，可以更好地反映出可能影响结果的参数之间的高维关系。Simon P Hood 等就利用机器学习的高算力建立了一个以八种（$CD56^{dim}CD16^{high}$、$CD56^{+}DNAM-1^{-}$、$CD56^{+}LAIR-1^{+}$、$CD56^{+}LAIR-1^{-}$、$CD56^{bright}CD8^{+}$、$CD56^{+}NKp30^{+}$、$CD56^{+}NKp30^{-}$、$CD56^{+}NKp46^{+}$）基因型为参数的前列腺癌预测模型[2]。这种以多种基因型为参数来预测前列腺癌的风险在以往的 Logistic 回归模型中几乎很难看到，主要原因是限制于 Logistics 回归能够分析的参数数量受限于样本量，分析的参数越多，所需的样本量也成倍地扩大。

机器学习的算力非常强劲，那么在建立风险预测模型时，是否纳入的潜在参数越多越好呢？答案是否定的。因为过多的高维数据会增加变量之间的距离，使得预测适当的结果更加困难。不相关的和不需要的变量可能会损害算法区分类别的能力，增加建模误差。例如，kNN（k-nearest neighbor，kNN）是一种常用的监督学习方法，在不相关的变量存在的情况下，它不能稳定地工作，因为这些变量的存在会以指数形式增加样本复杂性。因此，有必要通过减少无关的变量，从而减少数据中的"噪声"，以此来提高模型的性能。选择合适的参数或变量在机器学习中尤为重要。

三、基于结构化数据建立的预测模型易于维护与更新

除了高诊断效能，以机器学习构建的预测模型还有一个优点是易于维护和进行版本更新。还是以 Jungyo Suh 的研究为例[3]，研究者遵循了一个常见的数据处理流程，用于预测模型的开发和验证、数据预处理、特征选择、模型训练和验证。这种基于机构化数据的风险预测模型可以通过多次点击轻松更新，从而可以快速灵活地反映更新后的数据库特征。如果未来出现了其他与前列腺癌风险相关的预测因子，研究者对数据库中的代码进行轻微的更改便可以对模型进行更新。

然而，传统的预测模型如基于 Logistic 回归建立的模型，在更新时则会更加烦

琐,再考虑到目前的传统前列腺癌预测模型大多建立在 5～10 年前,患者的临床特征也在不断改变,这无疑也为版本更新增加了成本与难度。从这个角度看,基于结构化数据的前列腺癌风险预测模型也比 Logistic 回归模型更具优势。

(何必鸣 汤 珺 陈 锐)

第二节 基于结构化数据的前列腺癌预后预测

前列腺癌是异质性很强的肿瘤,根据不同患者自身的基因、病理学、临床生物学等的差异,其预后可能截然不同,建立能准确预测前列腺癌预后的模型必不可少,它不仅能帮助医生准确评估患者的病情,还能帮助医生据此做出相对应的个体化的治疗决策(图 5-1、图 5-2)。

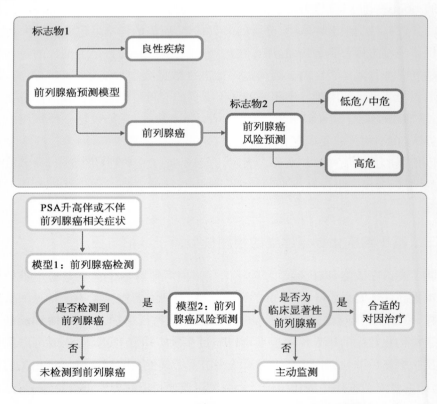

图 5-1 前列腺癌风险预测模型及后续治疗方案推荐模型

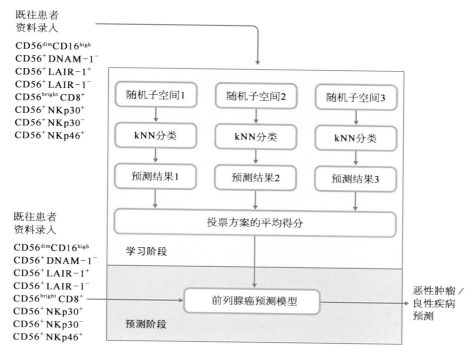

图 5 - 2　前列腺癌风险预测模型的构建流程

一、基于结构化数据的前列腺癌长期预后预测

目前,手术病理特征,尤其是 Gleason 分级和分期,是识别前列腺癌特异性死亡率最高的方式。然而,尽管有能力对临床显著风险进行分级,但对于每一名前列腺癌患者而言,预测的结果仍有相当大的可变性。

针对这个问题,Donovan 等通过应用新的人工智能图像分析特征选择工具,如机器视觉和机器学习,并结合以增殖和雄性激素信号为中心的定量生物标志物分析,加强了传统的以 Gleason 分级为中心的前列腺癌预后模型[4],从而提供无偏见的、广泛的,且独立于组织学的风险与预后评估。

图像处理(pipeline)包括解混、分割、遮蔽、特征提取和建模等步骤,研究人员将每个病例中最多 3 个感兴趣区域(ROI)的多光谱中频图像堆栈作为输入,使用珀金埃尔默的 Inform 软件对图像进行解混,提取 6 种生物标志物信息:细胞角蛋白 18(CK18)、醛糖还原酶/α-甲酰基- CoA 消旋酶(AR/AMACR)、细胞角蛋白 56(CK56)、Ki67 和 DAPI。接下来,使用基于 C++ 应用程序(insight segmentation and registration toolkit，ITK)对细胞核(DAPI)和腺体(CK18)区域进行分割,将腺体核聚类成环,并对 AR 和 Ki67 图像进行预处理以去除噪声。在由病理学家进行遮蔽以去除非肿瘤和伪影区域后,软件计算出 7 个预后特征集,将环和 AR 特征与 Ki67 分层。研究人员使用数学特征来定义肿瘤侵袭性,使用数学软件进行特征分析,并根据支持向量回归(support vector regression，SVR)进行建模,预测患者生存时间(针对临床失败和疾病复发终点),在 0～100 分范围内创建患者风险评分。

这个研究纳入了 892 名行前列腺癌根治术的患者,平均随访年限为 8 年,在这个研究中,由机器学习指导的"精确术后测试"利用新颖的图像特征与 Gleason 评分竞争,这些特征将形态学与生物属性相结合,似乎能更准确地反映疾病的潜力。该模型对显著的临床失败有较好的预测效果,其中 C-指数为 0.82,HR 为 6.7。

二、基于结构化数据的前列腺癌预后预测

虽然医师与患者都更加关注前列腺癌的长期预后,但在某些情形或时间段里,疾病或治疗带来的短期影响同样不容忽视。来自南加州大学泌尿外科中心的 Hung 等针对机器人辅助前列腺癌根治术的人群提出了一种新的处理自动化性能指标的机器学习方法,以评估手术表现和预测术后相关的临床结果(图 5-3)[5]。

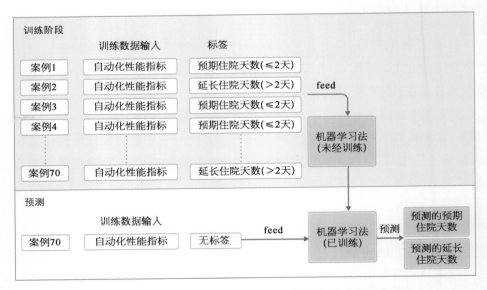

图 5-3 前列腺癌根治术后治疗效果预测模型的构建和验证流程

这个模型能以超过 85％的准确率来预测包括住院时间、手术时间、导尿管留置时间和尿失禁等在内的围手术期相关信息(图 5 - 4)。这不仅可以帮助医师对手术患者进行围手术期管理,还可以满足即将接收手术的患者发出的相关咨询。

手术时间			住院天数			尿管留置时间	
排序	参数	权重	参数	权重		参数	权重
1	镜头空置时间(秒)	15	镜头调整频率	15		相机的位置调整	14
2	主导仪器移动时间(秒)	11	主要和非主要仪器的路径长度比	9		三臂交换频率	13
3	非主导仪器移动时间(秒)	11	相机的位置调整	8		非主导仪器平均速度	10
4	镜头移动时间(秒)	7	能量使用	7		主导仪器平均速度	10
5	总消耗时间(秒)	7	第三臂互换	6		镜头调整频率	9

图 5 - 4　预测手术时间、住院时间及导尿管留置时间的预测模型主要参数

生化复发通常是前列腺癌根治术后肿瘤复发的最早证据;然而,并不是所有生化复发的患者最终都发展为转移或死于前列腺癌。生化复发通常比前列腺癌转移平均早 8 年,比癌症特异性死亡早 13 年[6]。由于生化复发的特殊性和重要性,它被认为与疾病早期预后(进展)和长期预后都密切相关。Wong 等通过 3 种不同的机器学习分别建立预测模型来预测前列腺癌根治术后 1 年的生化复发,其诊断效能优于传统的 COX 回归模型,模型的 AUC 高达 0.95[7]。

研究人员在文中采用 K -邻近、随机森林和逻辑回归的方法进行研究。K -邻近算法的原理是:在特征空间中,如果一个样本附近的 K 个最近(即特征空间中最邻近)样本的大多数属于某一个类别,则该样本也属于这个类别。例如,如果 K＝1,最接近新数据点的单一已知标签将是新数据点的标签。如果 K＝3,则收集三个最接近的数据点,这三个数据点中最常见的标签将是新数据点的标签。K -邻近算法是一种非泛化的机器学习方法,因为它只是"记住"所有的训练数据,并选择最接近新点的数据标签。尽管它很简单,但 K -邻近算法在大量的分类和回归问题中都很有用,而且在决策边界不规则的分类情况下往往很成功。正因为如此,与整个数据集相比,K -邻近对局部数据环境高度敏感。

随机森林是一种"基于树"的算法,通过使用随机排列的独立变量建立多个决策树,用于预测结果数据标签。该算法使用"多数票"系统,一个新的样本由随

机森林模型中的多个决策树预测,而这个新样本的最终分类是基于多数决策树预测的分类。

Logistic 回归是最流行的机器学习算法之一,用于二进制分类。它利用了逻辑函数,其函数图像为一条 S 形曲线,可以取任何实数并将其映射为 0 和 1 之间的数值,但事实上从未达到这些极限。逻辑回归训练速度快,对数据过拟合有抵抗力,对数据结构不做任何假设,很容易扩展到多种分类。

本研究中使用的每个机器学习模型,K-邻近算法(AUC 0.903)、随机森林分类器(AUC 0.924)和逻辑回归(AUC 0.940),在预测早期生化复发方面都优于传统的 COX 回归分析(AUC 0.865)。

这些模型可以作为潜在的更准确的方法来识别处于风险中的患者,以协助医师尽早给出合适的治疗措施。

三、基于结构化数据的前列腺癌预后预测的未来展望

我们正在进入一个更容易获得完整患者数据的时代。也许很快就能将预测分析应用于更大的数据集,这将发现更多有临床意义的结果,从而准确预测患者在各种条件中的相应预后。

例如,机器学习算法可以被设计成以快速和自动化的方式持续监控电子医疗记录——为患者提供实时更新的预测分析。使用更新的分析方法,这些模型将会是动态的,总有一天会学会更好地预测一个人疾病发展的轨迹。一旦一个模型被算法开发出来,就不需要额外的计算成本来预测生化复发。

此外,这些模型可以在不同的地方与不同的医院进行"再培训",以最大限度地提高不同地方与不同人口结构的患者群体的准确性。也许机器学习的真正价值在于它能够不断地自我学习,并随着不断增加的无尽数据而进化。最终,机器学习可能会自动检测出前列腺癌生化复发的个体,并允许在其发展到远处转移之前进行持续监测和个体化干预。

在这种情况下,使用机器学习将为患者和医师提供预后信息和个性化医疗保健。另外,算法还可以针对术前因素或术后因素进行调整,不仅可以预测生化复发,还可以预测其他术后因素,包括尿失禁或勃起功能障碍等前列腺癌诊疗中可能出现的相关情况。

(何必鸣　汤　珺　陈　锐)

第三节　前列腺癌结构化电子病历、病理报告、影像学检查报告范例

一、前列腺癌结构化电子病历

所谓电子病历，是指医务工作人员在实施医疗活动过程中，使用医疗机构信息系统生成的文字、符号、图表、图形、数据、影像等数字化信息，并能实现存储、管理、传输和重现的医疗记录，是病历的一种记录形式。电子病历并不是单纯把纸质版的医疗文书变成电子化，其中需具备疾病诊疗过程中的医疗逻辑、电子架构，以及数据的储存和利用。医疗机构在将医疗文书、检查资料等转化成电子化文档的过程中，需要考虑以下几点设计原则：首先，简洁易用，电子病历系统需要体现符合临床逻辑思维方式的功能组织和临床场景引用需求的信息内容组织。其次，扩展性强，电子系统的个性化需求或延展性需求需要注意分层架构、模块化设计等建模过程。再次，知识库辅助，系统中覆盖临床决策的知识库，有利于辅助临床医师在遭遇罕见及复杂病情时的判断。最后，安全性高，对患者而言，个人健康信息属于敏感信息，在储存、使用和共享等方面有着严格的隐私安全要求。

在构建一套完整的电子病历的过程中，结构化电子病历系统（structured EMR）随之诞生。结构化电子病历是指从医学信息学的角度将自然语言方式录入医疗文书，并使其成为结构化段落，能客观描述整个疾病的病程及诊疗措施，又能提取这些具有语义结构的内容（文字、字符、数字、图像等）并保存，最后根据科研需求在数据进行脱敏等安全保障的基础上进行分析。单一病种的结构化病历系统在国外开展普遍，我们可以从很多影视剧中看到医师问诊查房的时候，手拿一个 pad 或一份问卷调查，在查房的时候对患者所描述的疾病病程及诊疗状态打钩，即可重现一份具有完整病程的现病史。当然，结构化电子病历并不局限于现病史等病史资料的采集，从大的方面看，只要涉及自然语言部分的内容，我们就可以转化成结构化的数据。例如，涉及疾病相关的重要血清指标、病理结果、影像资料等，均可以通过结构化转变成为"字段化"的数据，方便记录及最后的分析（图 5-5）。

对于前列腺癌来说，结构化电子病历系统、结构化病理报告、影像学检查报告等资料是一个用于疾病诊疗过程非常重要的工具。由于疾病的病程较长，治疗方案多，随访及复查的检查杂，以段落化文字去记录病程及相关检查显得尤为烦琐。

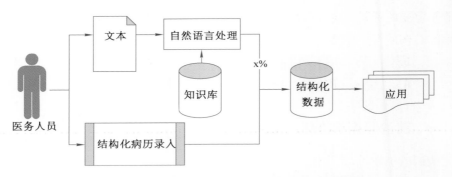

图 5-5 结构化电子病历系统的初步构架及后续转换

结构化数据的记录可显著提升临床医师的工作效率,避免一些重复的文字记录工作,并能完整有效地记录患者诊疗过程中的关键数据,用于后续的科研使用。

前列腺癌的结构化电子病历系统,主要将前列腺癌患者的诊疗过程以字段化的构建方式进行记录,其内容涵盖了疾病诊疗过程所涉及的重要内容。

1. 患者的基本情况 患者姓名、民族、确诊时年龄、出生日期、身高、体重、住院号、证件号码、家庭住址及联系电话。

2. 患者确诊时情况 确诊时前列腺特异性抗原(PSA)、睾酮、盆腔 MR、临床分期、初始治疗方案。

3. 患者前列腺穿刺 穿刺日期、穿刺入路、总体病理、穿刺总体 Gleason 评分、穿刺针数、阳性针数、分针病理。

4. 患者治疗方案 根治手术、根治放疗、内分泌治疗、化疗。

(1)患者根治手术:手术日期、手术医院、手术医师、手术方式、术中出血量、术后病理、根治术总体 Gleason 评分、淋巴结病理情况。

(2)患者根治放疗:放疗日期、放疗方式、放疗部位、放疗单次剂量、放疗次数。

(3)内分泌治疗:内分泌治疗开始日期、初始方案、去势治疗方式、抗雄治疗方式、抑制雄激素生成方式。

(4)化疗:化疗开始日期、化疗方案、化疗药物、化疗剂量、化疗次数。

5. 随访情况 随访日期、随访项目、项目具体数值及内容。

这些结构化字段的组合基本能较好地描绘前列腺癌患者的总体诊疗进程及重要的诊疗内容,既方便临床医师掌握病情,也让病史的采集变得更为贴切疾病诊疗的逻辑。

二、前列腺癌结构化影像学检查报告

除了结构化电子病历,前列腺癌的诊疗过程中影像及病理检查是描述疾病状态非常重要的资料。自 20 世纪 80 年代以来,MR 已然成为评估前列腺及周围组织解剖结构的重要工具。最初,前列腺 MR 仅有 T1 及 T2 序列,影响了前列腺局部组织的成像及影像科医师的判断。随着 MR 技术的提升及飞跃,多参数 MR 逐渐成为前列腺癌及其他前列腺疾病的标准影像学评估方法。除了 T1 及 T2 加权成像,多参数 MR 中涵盖了弥散加权成像(DWI)及其衍生而来的表观扩散系数(ADC)、动态增强(DCE)及 MR 氢质子波谱(MRS)等。这些参数的加入,使得前列腺 MR 可以更好地辅助临床进行前列腺穿刺决策、治疗前临床分期及根治术阳性淋巴结的预测等应用的实施,降低不必要的穿刺,同时提高临床显著前列腺癌的诊出[8-11]。

基于前列腺多参数 MR 的重要性,AdMe Tech 基金会在 2007 年组织了国际前列腺 MR 工作组,制定了前列腺多参数 MR 的图像抓取策略并明确了其在临床应用的规范化条例。2012 年,欧洲泌尿生殖放射学会(ESUR)针对前列腺 MR 的影像判读,起草了一套评分体系,命名为前列腺成像报告和数据系统第一版(PI - RADS v1)[12]。该评分系统可以认为是最初版的前列腺 MR 结构化报告,用于描述前列腺腺体中异常结节的性质,并最终予以打分(1~5 分)。随后,为了进一步推进 PI - RADS 标准的全球化进程,美国放射学会(ACR)、ESUR 和 AdMe Tech 基金会成立了学术委员会,在 PI - RADS v1 的基础上对其不断进行补充和完善,并由此产生了 PI - RADS v2。PI - RADS v2 的更新使得前列腺异常结节的检出、病灶的定位、特征的描述及风险评估和治疗有了更精准的描述。基于 PI - RADS 评分,一份标准的结构化前列腺多参数 MR 报告应该具备以下重要结构。

(1)前列腺左右径、前后径、上下径、前列腺体积。

(2)有无异常信号、病灶位置(外周带、移行带、中央带;尖部、中部、底部)、病灶最大直径、病灶 PI - RADS 打分(1~5 分)。

(3)病灶有无包膜突破、有无精囊侵犯、有无膀胱侵犯、有无直肠侵犯。

(4)盆腔淋巴结有无转移。

(5)扫描范围内有无骨转移。

通过这些关键因素的整合,临床医师能在最短的时间了解患者前列腺局部的影像学解剖情况,从而更充分及高效地进行疾病的诊断。

三、前列腺癌结构化病理报告

病理是疾病诊断的唯一金标准,是辅助预后判断、治疗决策中的关键所在。前列腺癌的病理诊断一方面可用于疾病的最终诊断,另一方面可验证疾病影像学诊断效能，同时进行的免疫组化及基因学分析，可进一步了解其内在的分子特征。根据 2022 年 WHO 最新的《泌尿男性生殖系统肿瘤病理学诊断》（第五版），上皮源性的前列腺恶性肿瘤主要有腺泡腺癌、导管腺癌、导管内癌、囊腺瘤、治疗后相关神经内分泌肿瘤、腺鳞癌、鳞状细胞癌、腺样囊性（基底细胞）癌、高级别上皮内瘤变九大种类[13]。其中，导管内癌及高级别上皮内瘤变被划分至癌前病变。一份前列腺癌根治标本的病理报告除了包含肿瘤的病理类型及病理分级（Gleason 评分），还需要涵盖手术切除标本的大致情况、肿瘤的位置分布、肿瘤占腺体的比例、肿瘤与腺体包膜的关系、与周围重要脏器的关系及切缘情况。当然，针对临床高危前列腺癌根治术行盆腔淋巴结清扫的患者来说，标本中应该含有盆腔淋巴结的病理描述。除此之外，前列腺癌相关的免疫组化标志物（如 PSA、PSMA、34βE12、P53、P504S、AR 等）也应涵盖在内。因此，前列腺癌根治术后结构化病理报告的总结如下。

（1）大体标本中包含的组织（前列腺、精囊、淋巴结、输精管、其他等）。

（2）前列腺的形态及大小（左右径、前后径、上下径）、精囊的形态及大小（同前）。

（3）总体的病理类型（九大种类）、恶性程度打分（Gleason 评分）、侵犯的程度（包膜、精囊、膀胱）、远近端切缘情况、周围淋巴结情况（闭孔、髂血管旁等）、肿瘤病灶的具体描述（部位、大小、特征及浸润范围）。

（4）免疫组化标志物的情况。

综上所述，前列腺癌的结构化电子病历系统、影像及病理报告的构建对于临床及科研工作既重要又必要。其不但能高效地记录患者的病程及检查结果，提高临床医师的工作效率，又能通过结构化病历及报告的描述，使我们更快地掌握疾病的整体情况。更为重要的是，结构化病历及报告可用于关键字段的提取及储存，最终能为临床研究的开展做数据支持。

（瞿 旻 陈 锐）

第四节 前列腺癌专病数据库的构建及智能模块的开展

在 2022 年全国政治协商会议上，政协委员陈赛娟提出："优先聚焦严重影响人群健康的疾病，建立国家重大疾病专病数据库平台，制定专病数据集标准；提升重大疾病专病数据质量，多学科人员共同参与；探索重大疾病专病数据共享机制，完善相关政策支持。"临床重要疾病的信息管理已经成为改善全民健康管理的一项重要工作。我们提到前列腺癌具有患病率高、患病病程长、治疗繁杂等特点，针对这个"慢病"的长期全程化管理是对于患者整体化、规范化诊疗的关键所在。结构化电子病历系统、影像及病理报告可以在一定程度上帮助临床医师去了解病情资料，并做好患者的管理。但是，针对前列腺癌高发病、长病程这两个非常重要的特点来说，我们无疑需要一个更为贴近临床、便于记录及随访的工具，提高工作效率的同时也做好数据的记录及储存。因此，一个设计合理且功能强大的临床数据库可解决这一系列的问题。

一、国际上临床数据库管理经验

欧美国家很早就开始针对优势病种进行数据库的建设，例如，肿瘤领域闻名于世的 SEER 数据库（the surveillance, epidemiology, and end results），它是美国国家癌症研究所监测流行病学和最终结果数据库。其收录了美国部分州县（约 35% 的美国人口）的发病率、死亡率和患病情况等信息。所涉及的肿瘤划分为 9 类：乳腺、结直肠、其他消化系统、女性生殖、淋巴和白血病、男性生殖、呼吸系统、泌尿系统及其他尚未确指明的类型（最大的四个癌症组是肺癌、结肠癌/直肠癌、乳腺癌和前列腺癌）。此外，美国国家癌症数据库（National Cancer Database, NCDB）是经国家认证的，由美国外科医师学会和美国癌症学会联合组建，它是一个基于医院登记数据的临床肿瘤学数据库，来源于超过 1 500 多个癌症委员会认证的机构。NCDB 数据库可用于分析和跟踪恶性肿瘤患者的治疗过程和结局。数据库代表了全美超过 70% 的新诊断癌症病例和超过 3 400 万个历史记录。这两个数据库的构建不但为临床患者的诊疗提供有力的帮助，也提高了临床科研的价值。根据 Pubmed 检索，基于 SEER 数据库发表的论文总数超过 15 000 篇（图 5-6）。

然而，这些临床数据库中的大多患者来源于欧美人群，而前列腺癌具有人种异质性大的特点，因此无法完全且完整地应用至我国疾病人群中。也正是由于缺乏基于国人群体优质的临床研究，国内的临床诊疗指南大多参照国外指南进行编写，在临床实践操作中失去了我国人群特色的理论基础及诊疗理念，对于前列腺癌这一人种差异极大的恶性肿瘤疾病来说存在较大不合理性。所以，建立基于我国前列腺癌人群队列的数据库势在必行。

二、中国"前列腺癌专病数据库"建设情况

其实，作为国内早期开展前列腺癌诊疗研究的单位，笔者及其团队早期就关注

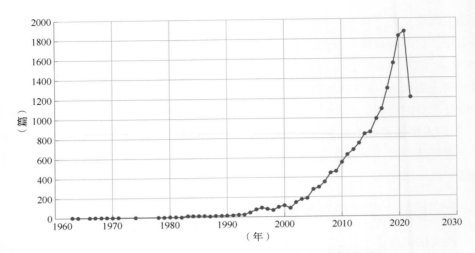

图 5 - 6　Pubmed 中检索 SEER 相关的论文发表数量

了前列腺癌单病数据库的相关建设工作。早在 2008 年,高旭教授就建立了前列腺癌专病数据库 V1.0(单机版),改变了以往使用电子表格等登记数据的落后方式,极大地提高了前列腺癌专病信息的管理能力。随着计算机和网络技术的发展,逐步发展出了单中心网络版前列腺癌专病数据库 V2.0～V4.0 及多中心前列腺癌诊疗数据库 V4.0～V6.0[14]。

　　"前列腺癌专病数据库"由海军军医大学第一附属医院泌尿外科开发,经过十余年的建设,成为迄今为止国内最多中心、最大体量的前列腺癌专病临床数据库,并构建了一个全国多中心临床及科研双管齐下的数据库平台。该平台获得了诸多的软件著作权,并形成了一套行之有效的临床数据管理模式,网址为 https://www.pc-follow.cn/(图 5-7)。目前已有 200 多家三甲医院的泌尿外科注册成为前列腺癌专病数据库的成员单位,形成近 5 万例的前列腺癌专病队列人群。

　　这一数据库具有清晰的数据管理模式,一方面,主治医师对各自所管理的患者病史具有独家查看、记录和使用的权利(图 5-8)。患者签署相关知情同意书,允许医师通过该数据库进行疾病管理、患者随访、科学研究等相关工作。另一方面,患者具有对其临床各项数据查看和登记的权利,数据库配备了患者端口,患者可注册并登录网站,采用拍照上传、人工输入等方法将自己的就诊情况输入数据库,方便医师最快、最准地掌握患者诊疗情况;同时,患者可以通过授权的方式,将自己的诊疗数据分享给不同地区的医师,方便患者在外地就诊时,临床医师了解其既往治疗、随访情况及疾病进展情况(图 5-9)。

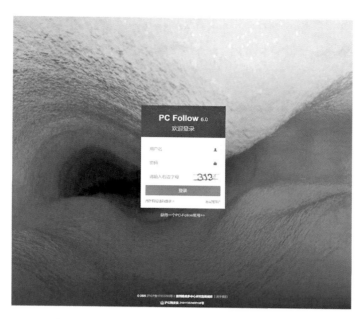

图 5-7　PC-follow 前列腺癌临床数据网站首页

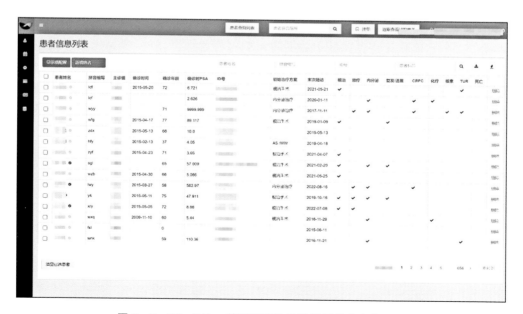

图 5-8　PC-follow 前列腺癌临床数据网站患者条目页

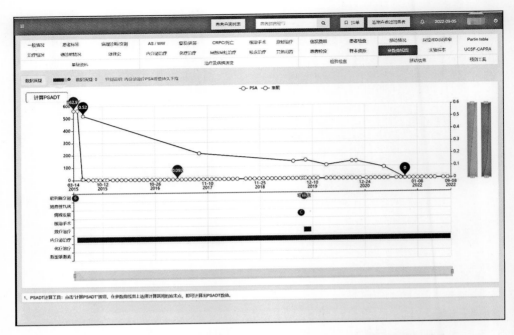

图 5－9　PC－follow 前列腺癌临床数据中某位患者诊疗情况图形化展示

　　数据库的职能是在专病领域建立真实世界数据模型,为专业人员提供临床实证数据支持。数据库具有库内数据联通、权限管理、数据共享、数据质控及诊疗辅助的部分智能化等特色。基于数据库前期储备的数据,联合多家中心开展了我国人群前列腺癌的分子分型等里程碑式的临床及基础研究,结果发表在《自然》(Nature)等国际一流期刊杂志上,取得了较大成果及影响力[15]。这一前列腺癌临床数据库的建立为开展大量的临床新技术、新药的研究,为我国撰写自己的指南提供了有力的依据,为中国前列腺癌患者的规范化诊疗奠定了基础。

　　目前,前列腺癌专病数据库朝着构建多组学、大数据、智能化的方向进行发展。拟整合临床数据资料、影像组学、病理组学及基因组学信息,针对疾病诊疗领域的关键问题,使用人工智能的方法构建模型,再联合开展多中心临床研究,验证模型的有效性,方便临床医师对于患者数据的记录通知,也为临床诊疗策略的革新提供有力的支持。最终,前列腺癌专病数据库在加强单病种信息化建设的基础上,构建前列腺癌临床大数据中心,形成前列腺癌疾病全流程管理人工智能数字平台(图 5－10)。

　　数据库目前正在开发的智能模块包括:① PSA 倍增时间(PSADT)的预算工具,可以有效跟踪患者的 PSA 变化,并从中获知患者 PSA 的进展程度,为随访频

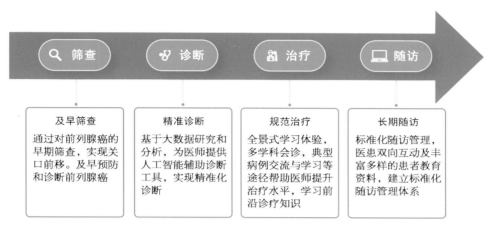

图 5‑10　前列腺癌专病数据库最终拟达到的目的

率及后续治疗方案实施的时机提供帮助。② 去势抵抗性前列腺癌（CRPC）系统提醒，指南对于 CRPC 的定义为在去势状态下（睾酮＜50 ng/dL），PSA 或影像学的进展。数据库能针对正在进行内分泌治疗的患者记录其 PSA 及睾酮，可以自动化识别是否进入 CRPC 状态。③ 个体化前列腺穿刺减针模型，针对具有靶点的患者，制订个体化前列腺穿刺布局模型，减少不必要的穿刺，提高前列腺穿刺的有效性及安全性。

（瞿　旻　陈　锐）

参考文献

［1］　Goshen R，Mizrahi B，Akiva P，et al. Predicting the presence of colon cancer in members of a health maintenance organisation by evaluating analytes from standard laboratory records［J］. British Journal of Cancer，2017，116(7)：944 - 950.

［2］　Hood S P，Cosma G，Foulds G A，et al. Identifying prostate cancer and its clinical risk in asymptomatic men using machine learning of high dimensional peripheral blood flow cytometric natural killer cell subset phenotyping data［J］. eLife，2020，9：e50936.

［3］　Suh J，Yoo S，Park J，et al. Development and validation of an explainable artificial intelligence-based decision-supporting tool for prostate biopsy［J］. BJU International，2020，126(6)：694 - 703.

［4］　Donovan M J，Fernandez G，Scott R，et al. Development and validation of a novel automated gleason grade and molecular profile that define a highly predictive prostate cancer progression algorithm-based test［J］. Prostate Cancer and Prostatic Diseases，2018，21(4)：594 - 603.

［5］　Hung A J，Chen J，Che Z，et al. Utilizing machine learning and automated performance metrics to evaluate robot-assisted radical prostatectomy performance and predict outcomes[J]. Journal of Endourology, 2018, 32(5): 438 - 444.

[6] Pound C R, Partin A W, Eisenberger M A, et al. Natural history of progression after psa elevation following radical prostatectomy[J]. JAMA, 1999, 281(17): 1591 - 1597.

[7] Wong N C, Lam C, Patterson L, et al. Use of machine learning to predict early biochemical recurrence after robot-assisted prostatectomy[J]. BJU International, 2019, 123(1): 51 - 57.

[8] Ahmed H U, El-Shater Bosaily A, Brown L C, et al. Diagnostic accuracy of multi-parametric MRI and trus biopsy in prostate cancer (promis): a paired validating confirmatory study[J]. Lancet (London, England), 2017, 389(10071): 815 - 822.

[9] Kasivisvanathan V, Rannikko A S, Borghi M, et al. MRI-targeted or standard biopsy for prostate-cancer diagnosis[J]. The New England Journal of Medicine, 2018, 378(19): 1767 - 1777.

[10] Rouvière O, Puech P, Renard-Penna R, et al. Use of prostate systematic and targeted biopsy on the basis of multiparametric mri in biopsy-naive patients (MRI-first): a prospective, multicentre, paired diagnostic study[J]. The Lancet. Oncology, 2019, 20(1): 100 - 109.

[11] Van Der Leest M, Cornel E, Israël B, et al. Head-to-head comparison of transrectal ultrasound-guided prostate biopsy versus multiparametric prostate resonance imaging with subsequent magnetic resonance-guided biopsy in biopsy-naive men with elevated prostate-specific antigen: a large prospective multicenter clinical study[J]. European Urology, 2019, 75(4): 570 - 578.

[12] Barentsz J O, Richenberg J, Clements R, et al. ESUR prostate mr guidelines 2012[J]. European Radiology, 2012, 22(4): 746 - 757.

[13] Netto G J, Amin M B, Berney D M, et al. The 2022 world health organization classification of tumors of the urinary system and male genital organs — part B: prostate and urinary tract tumors[J]. European Urology, 2022: S0302 - 2838(22)02477 - 0.

[14] 高旭,王海峰,王燕,等.基于浏览器/服务器架构的前列腺癌数据库的构建和临床应用[J].中华泌尿外科杂志,2015,36(09): 694 - 698.

[15] Li J, Xu C, Lee H J, et al. A genomic and epigenomic atlas of prostate cancer in asian populations[J]. Nature, 2020, 580(7801): 93 - 99.

第六章 开源的肿瘤数据集及人工智能算法挑战赛简介

关键词: 数据库,影像学,全视野数字病理切片,人工智能竞赛算法

目前,国际上已出现一些开源的肿瘤基因、病理和影像图像数据库,前列腺癌作为病理诊断相对复杂的恶性肿瘤,其病理分级较为复杂,因此也成为了人工智能病理研究所关注的一个重点肿瘤类型。国际上也出现了多个以鉴别前列腺癌良恶性、自动化前列腺癌病理评分为目的的公开竞赛,如 PANDA 前列腺癌病理诊断竞赛和 PI－CAI 前列腺癌影像学诊断竞赛,也已经出现被 FDA 批准商用化的病理诊断系统(paige prostate)。

第一节 开源前列腺癌数据集介绍

一、综合肿瘤数据库——TCGA 数据库

TCGA 数据库是肿瘤研究领域非常知名的数据库(portal.gdc.cancer.gov),主要收集了美国政府发起的癌症和肿瘤基因图谱(The Cancer Genome Atlas, TCGA)计划中的主要研究成果。TCGA 收录了较为全面的癌症基因组数据,包括突变、拷贝数变异、mRNA 表达、miRNA 表达、甲基化数据,是当前进行生物信息学分析的重要资源。

研究人员采用大规模的高通量基因组测序,将常见的肿瘤类型(约 50 种)的基因组、转录组、转录后翻译等变异情况描述出来,并进行系统分析,旨在找到所有致癌和抑癌基因变异,了解癌细胞发生、发展的机制,最后可以描绘出整个新型"预防

癌症的策略"。因为大量采用组学测序技术和图形化的展示,因此被称为图谱[1]。

TCGA 中主要存储的是测序信息,但是由于近年来医学影像、病理数字化日益成熟,数据库也于近几年更新了大量的影像和病理图像的数据。需要注意的是,截至 2022 年,我们发现其中多种肿瘤的影像学数据并不完整。这一方面是因为数据记录和统计方面存在一定的遗漏,另一方面是由于这些患者在当时进行治疗时有些检查并不是必需的。例如,前列腺癌患者的磁共振成像数据就不完整,这也是因为并不是所有接受前列腺癌根治术的患者都有必要进行前列腺磁共振成像检查[2]。

TCGA 对每一个患者都有一个单独的ID,如 TCGA-02-0001,这个ID在 TCGA 数据库中是通用的。根据这个 ID,我们能够在不同类型的数据库中找到同一个患者的信息,其中包括临床随访信息(图 6-1)。

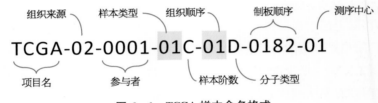

图 6-1　TCGA 样本命名格式

从 TCGA 下载数据的方式主流的主要有三种。

(1) 用 TCGA 官方工具 gdc-client 下载:这个方法可以保证下载的是实时更新文件,但是步骤有些烦琐,要自己合并单个文件,具体使用方法见:https://gdc.cancer.gov/access-data/gdc-data-transfer-tool。

(2) 用 R 语言中的 TCGAbiolinks 包下载:首推这个方法,其中包含的函数可以让我们轻松查询和下载 TCGA 中的数据,具有较快的下载速度,并且有合并文件的功能。TCGAbiolinks 包可以从 Bioconductor 库中获取安装。TCGAbiolinks 包含三个主要的功能:数据、分析和可视化(图 6-2)。我们可以使用 TCGAquery() 查询 TCGA 数据库中的 24 种癌症类型和 6 种不同分子数据类型(mRNA、SNP、蛋白质、miRNA、甲基化和外显子组)的数据,以及 3 种不同类型的临床报告(临床信息、病理学报告和组织学图像)。然后使用 TCGAdownload() 可以下载 TCGAquery() 查询到的样本[3]。

(3) 使用 UCSC Xena 浏览器下载:这是最简单的方法,推荐初学者用这个方法来探索 TCGA。通过网址:https://xenabrowser.net/datapages/进入 UCSC Xena 数据存储中心,我们可以看到各种各样的数据,并且可以直接进行下载(图 6-3)。

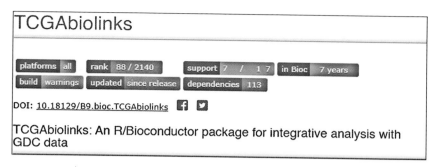

图 6-2　TCGAbiolinks 包

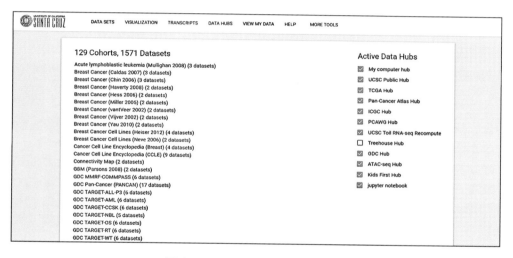

图 6-3　UCSC Xena 数据存储中心

我们推荐下载 GDC TCGA 的数据,因为它的数据是 log2(count+1)转化值,并且数据已经进行了合并,可以直接进行注释,进行后续分析可视化[4]。

二、基因表达数据库——GEO 数据库

GEO 数据库全称 Gene Expression Omnibus(GEO),由美国国家医学图书馆(National Library of Medicine,NLM)的国家生物技术信息中心(National Center of Biotechnology Information,NCBI)创建并维护(www.ncbi.nlm.nih.gov/geo/)。在 2000 年,NCBI 推出了 GEO 数据库,作为高通量基因表达数据的存储库。随着测序技术的不断发展,GEO 数据库接受了来自多种技术的数据,包括 DNA 微阵列、蛋白质或组织阵列、高通量核酸测序和 RT-PCR[5]。

GEO 主要的四类数据有 Datasets、Series、Samples、Platforms。

(1) GEO Dataset(GDS)：GDS 是人工整理好的关于某个类别的 GSM 的集合。

(2) GEO Series(GSE)：GSE 是一个实验项目中所有样本的实验数据集合。

(3) GEO Sample(GSM)：GSM 是单个样本的实验数据。

(4) GEO Platform(GPL)：GPL 是芯片的平台，如 Affmetrix、Aglent 等。

简单来说，一篇文章可以有一个或多个 GSE 数据集，一个 GSE 数据集里面可以有一个或多个 GSM 样本。而每个数据集都有着自己对应的芯片平台，就是 GPL。

从 GEO 下载数据的方式主流的主要有两种。

1. 直接从 GEO 官网下载　可以通过使用网站中的检索功能查询我们需要的数据，点击左侧栏可以对检索结果进行筛选(图 6-4)。

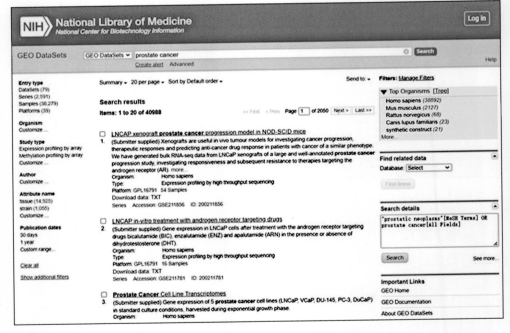

图 6-4　GEO 数据库检索结果页面

任意选择一项研究，可以在页面下方看到数据的测序平台信息(Platform)、样本信息(Samples)和数据的下载链接(download family)(图 6-5)。

2. 使用 GEOquery 包进行下载　GEOquery 包可以从 Bioconductor 库中获取安装，使用包中的 getGEO()函数即可下载 GEO 数据库中的数据[6](图 6-6)。

Platforms (1)	GPL16791 Illumina HiSeq 2500 (Homo sapiens)
Samples (54) ⊞ More...	GSM6503443 ATTX-CRPC.102-RNA
	GSM6503444 ATTX-CRPC.107-RNA
	GSM6503445 ATTX-CRPC.29-RNA

Relations

BioProject	PRJNA872388

Download family   **Format**

SOFT formatted family file(s)   SOFT ⑦

MINiML formatted family file(s)   MINiML ⑦

Series Matrix File(s)   TXT ⑦

Supplementary file	Size	Download	File type/resource
GSE211856_TPM_LNCAP.xenograft_ccnelson.txt.gz	2.9 Mb	(ftp)(http)	TXT
SRA Run Selector ⑦			

图 6 - 5　GEO Series 界面

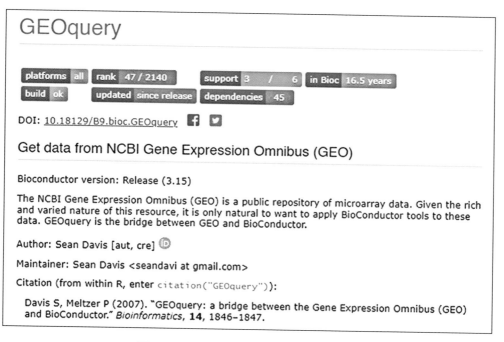

图 6 - 6　Bioconductor 库中的 GEOquery 包

三、体细胞突变数据库——COSMIC 数据库

COSMIC,癌症体细胞突变目录(https://cancer.sanger.ac.uk)是探索体细胞突变对人类癌症影响的最详细和最全面的数据库(图 6-7)。最新版本 COSMIC v86(2018 年 8 月)包含来自 26 000 多份出版物的 140 万个肿瘤样本中的近 600 万个编码突变。除编码突变外,COSMIC 还涵盖了体细胞突变促进癌症的所有遗传机制,包括非编码突变、基因融合、拷贝数变异和耐药性突变。除了改进公共网站和数据下载系统,COSMIC - 3D 中的新功能还允许探索 3D 蛋白质结构中的突变、它们的蛋白质结构和功能影响,以及对成药性的影响。COSMIC 从 2004 年仅对 4 个基因的初步研究发展而来,如今涵盖了每个人类基因,描述了 1 391 372 个样本中的 5 977 977 个编码突变。COSMIC 内的数据不断更新,定期发布,每 3 个月发布一次[7]。

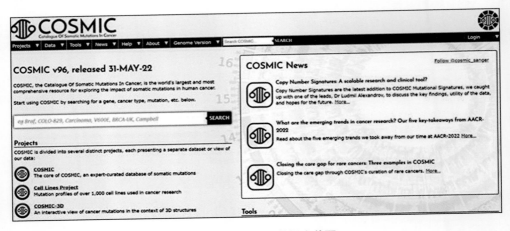

图 6-7 COSMIC 数据库首页

整个网站由以下四个项目构成。

1. COSMIC　癌症相关的体细胞位点,是整个网站的核心,收录了来自不同研究机构和数据库的体细胞突变数据,并提供了方便的浏览、检索、下载功能。

2. Cell Lines Project　对癌症研究中常用的细胞系样本进行深入研究,分析其突变信息。相比 COSMIC,整个项目中涵盖的变异数据会少一点。该项目网址是 https://cancer.sanger.ac.uk/cell_lines。

3. COSMIC - 3D　通过交互式的网页,展现了基因突变导致的蛋白结构域的变化。该项目网址是 https://cancer.sanger.ac.uk/cosmic3d/。

4. Cancer Gene Census　　在癌症研究中,找到相关的突变基因是最核心的目的之一。通过对各种癌症进行调研,整理了一份癌症相关的突变基因列表,这份列表就是 Cancer Gene Census,简称 CGC。该项目网址是 https://cancer.sanger.ac.uk/census。

在 CGC 中,将所有的癌症相关基因分成两类。

(1) Tier1:对于这部分基因,有充分的证据表明,正是这些基因的突变导致癌症的进一步发生。

(2) Tier2:对于这部分基因,只能说在癌症中检测到了大量该基因的突变,但是并没有充分证据表明该基因突变对癌症发生的影响。

所有 COSMIC、Cell Lines Project、CGC 和 COSMIC-3D 数据均可通过各自的网站免费获得。网站内的大多数表格数据可以从页面本身下载为 CSV/TSV 文件。除核心编码突变内容外,还提供多个文件,按变体类型分段信息,涵盖结构变体、非编码变体、基因融合、基因表达水平、甲基化数据和抗性突变。对于 COSMIC、Cell Lines Project,下载文件提供拷贝数据、平均倍性、QC 数据、序列覆盖统计和基因型。

为了下载 COSMIC 数据,所有用户都必须注册一个 COSMIC 账号。学术用户和非营利组织用户可以免费下载 COSMIC 数据。登录后,用户可以从这些页面下载文件,或者他们可以根据基因、样本或癌症类型进行过滤选择仅下载文件的一部分。

四、影像数据库——TCIA 数据库

TCIA 数据库全称为肿瘤图像数据库(The Cancer Imaging Archive),官网地址为 http://www.cancerimagingarchive.net。不同于以肿瘤测序数据为主干的 TCGA 数据库,TCIA 主要存储肿瘤相关的图像信息和患者的临床信息。其中,影像学检查如 MRI、CT 等的图像格式均为 DICOM,所有图像均是按照国际上通用的影像学检查方法完成,并按照规范的格式进行保存,以方便使用者查看和分析(图 6-8)。此外,该数据库还存储了病理图像数据,既包括了病理的普通 HE 染色切片的结果,也包括了部分免疫组化等其他病理图像,存储的格式除了标准的图像格式如 TIFF 等,还包括了较为通用的全视野数字病理切片图像(whole slide imaging repository,WSIR)的格式,如 svs 等[8]。

五、病理数据库——全视野数字病理切片图像库

数字病理学会(The Digital Pathology Association,DPA)是一个非营利组织,

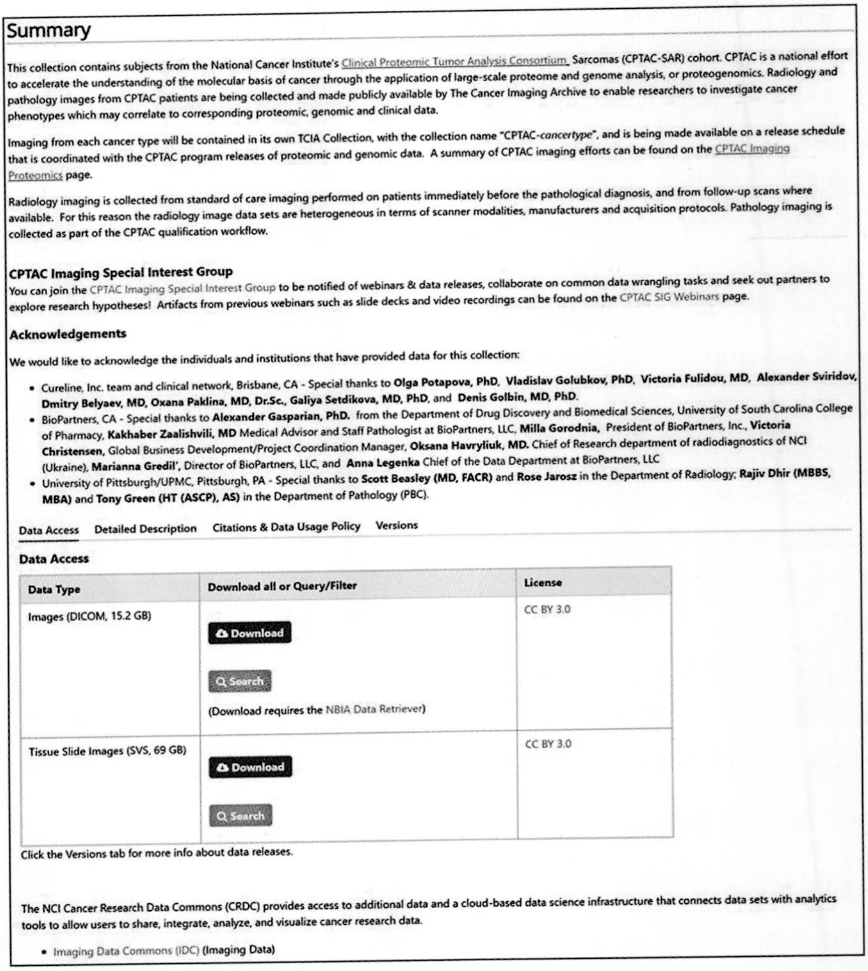

Summary

This collection contains subjects from the National Cancer Institute's Clinical Proteomic Tumor Analysis Consortium, Sarcomas (CPTAC-SAR) cohort. CPTAC is a national effort to accelerate the understanding of the molecular basis of cancer through the application of large-scale proteome and genome analysis, or proteogenomics. Radiology and pathology images from CPTAC patients are being collected and made publicly available by The Cancer Imaging Archive to enable researchers to investigate cancer phenotypes which may correlate to corresponding proteomic, genomic and clinical data.

Imaging from each cancer type will be contained in its own TCIA Collection, with the collection name "CPTAC-*cancertype*", and is being made available on a release schedule that is coordinated with the CPTAC program releases of proteomic and genomic data. A summary of CPTAC imaging efforts can be found on the CPTAC Imaging Proteomics page.

Radiology imaging is collected from standard of care imaging performed on patients immediately before the pathological diagnosis, and from follow-up scans where available. For this reason the radiology image data sets are heterogeneous in terms of scanner modalities, manufacturers and acquisition protocols. Pathology imaging is collected as part of the CPTAC qualification workflow.

CPTAC Imaging Special Interest Group

You can join the CPTAC Imaging Special Interest Group to be notified of webinars & data releases, collaborate on common data wrangling tasks and seek out partners to explore research hypotheses! Artifacts from previous webinars such as slide decks and video recordings can be found on the CPTAC SIG Webinars page.

Acknowledgements

We would like to acknowledge the individuals and institutions that have provided data for this collection:

- Cureline, Inc. team and clinical network, Brisbane, CA - Special thanks to **Olga Potapova, PhD**, **Vladislav Golubkov, PhD**, **Victoria Fulidou, MD**, **Alexander Sviridov, Dmitry Belyaev, MD, Oxana Paklina, MD, Dr.Sc., Galiya Setdikova, MD, PhD**, and **Denis Golbin, MD, PhD**.
- BioPartners, CA - Special thanks to **Alexander Gasparian, PhD.** from the Department of Drug Discovery and Biomedical Sciences, University of South Carolina College of Pharmacy, **Kakhaber Zaalishvili, MD** Medical Advisor and Staff Pathologist at BioPartners, LLC, **Milla Gorodnia**, President of BioPartners, Inc., **Victoria Christensen**, Global Business Development/Project Coordination Manager, **Oksana Havryliuk, MD.** Chief of Research department of radiodiagnostics of NCI (Ukraine), **Marianna Gredil'**, Director of BioPartners, LLC, and **Anna Legenka** Chief of the Data Department at BioPartners, LLC
- University of Pittsburgh/UPMC, Pittsburgh, PA - Special thanks to **Scott Beasley (MD, FACR)** and **Rose Jarosz** in the Department of Radiology; **Rajiv Dhir (MBBS, MBA)** and **Tony Green (HT (ASCP), AS)** in the Department of Pathology (PBC).

Data Access | Detailed Description | Citations & Data Usage Policy | Versions

Data Access

Data Type	Download all or Query/Filter	License
Images (DICOM, 15.2 GB)	☁ Download 🔍 Search (Download requires the NBIA Data Retriever)	CC BY 3.0
Tissue Slide Images (SVS, 69 GB)	☁ Download 🔍 Search	CC BY 3.0

Click the Versions tab for more info about data releases.

The NCI Cancer Research Data Commons (CRDC) provides access to additional data and a cloud-based data science infrastructure that connects data sets with analytics tools to allow users to share, integrate, analyze, and visualize cancer research data.

- Imaging Data Commons (IDC) (Imaging Data)

图 6 - 8　检索出相关的内容后的网站界面

由病理学家、科学家、技术人员和行业代表组成,共同致力于推进数字病理学领域的发展。该组织的使命是促进医疗保健和生命科学中数字病理学和人工智能应用的认识、教育和采用。多年来,DPA 一直与 FDA 合作,研究玻片成像相关设备,希望为病理学家和医疗机构创造一个更高效的工作环境,并加强患者护理。

DPA 建立了一个全视野数字病理切片图像库,以便世界各地的医师都可以使用符合 HIPA 要求的病例记录(图 6 - 9)。该数据库最为突出的技术是病理学视觉,通过创建动态的全视野数字病理切片图像,病理学家能够快速查看数字病理切片图像并轻松更改放大倍数,以及在数字病理切片图像上进行注释、创建报告和存档以供检索。其应用的真正好处在于数字病理学不分国界，当许多国家不允许病理玻璃载玻片离开本国或出现具有挑战性的病例、大规模研究项目或无法立即联系病理亚专科医师时，数字病理便能发挥重要作用[9]。

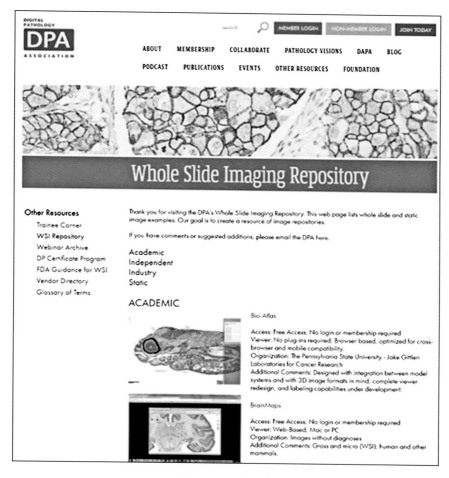

图 6 - 9　WSI 网站

六、临床数据库——SEER 数据库

SEER 数据库(Surveillance，Epidemiology，and End Results)是美国国家癌症研究所(National Cancer Institute)建立的大型肿瘤数据库(seer.cancer.gov)(图 6 - 10)。数据库所涉及的肿瘤被划分为 9 类：乳腺肿瘤、结肠与直肠肿瘤、其他消化系统肿瘤、女性生殖系统肿瘤、淋巴系统肿瘤与血液系统肿瘤、男性生殖肿瘤、呼吸系统肿瘤、泌

尿系统肿瘤及其他尚未确定的类型。数据记录中包括患者的注册编号、个人信息、原发病灶部位、肿瘤尺寸、肿瘤编码、治疗方案、死亡原因等信息。需要注意的是，SEER数据库并不是一个完全开放的数据库，部分数据需要获得授权才能下载使用[10]。

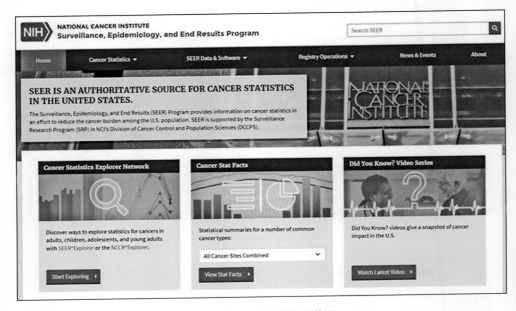

图 6 - 10　SEER 数据库首页

七、药敏数据库——GDSC 数据库

抗癌药物敏感性基因组学数据库（Genomics of Drug Sensitivity in Cancer，GDSC）由英国桑格研究院开发，收集肿瘤细胞对药物的敏感度和反应。癌基因组的变异会影响临床治疗的效果，不同的靶点对药物的反应也有很大不同。因此，这类数据对于发现潜在的肿瘤治疗靶点十分重要。

GDSC 的数据来自 75 000 个实验，描述了约 200 个抗癌药物在 1 000 多种肿瘤细胞中的反应。该数据库中的癌基因组突变信息来自 COSMIC 数据库，包括癌基因点突变、基因扩增与丢失、组织类型及表达谱等（图 6 - 11）。

用户可以从化合物、癌基因和细胞系 3 个层面对数据库进行检索，癌基因或细胞系对不同药物的反应会被详细列出，并且结果会以图形化的界面加以展示，包括统计分析、火山图及相关文献等。检索结果及整个数据库都可由用户下载以进行后续分析[11]。

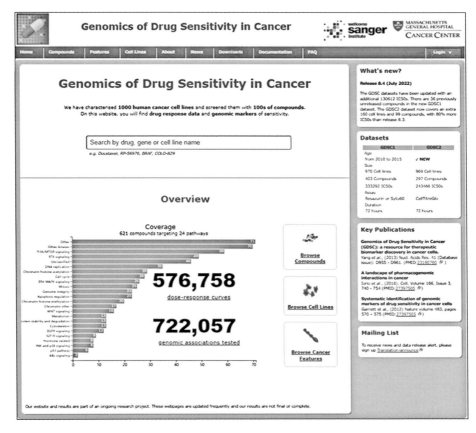

图 6‑11 GDSC 数据库首页

第二节 人工智能算法挑战赛简介

一、PANDA 前列腺癌病理诊断挑战赛

(一) 挑战赛简介

PANDA（Prostate cANcer graDe Assessment，前列腺癌分级评估）挑战赛是世界上最大的组织病理学竞赛，共有收集自欧洲和美国的 6 个中心的约 13 000 张组织病理学图像，包括来自 65 个国家的约 1 300 名参与者。这项研究是以往医学人工智能论文中前所未有的，多个团队在同一个数据集上工作，并验证了提交的多个机器学习模型。参与者提交的多种算法在方法上基本相似，较高级别的模型实

现了与病理学家相同或更好的诊断准确性,同时在验证数据上表现良好,并证明了其普遍性。该竞赛研究成果已经发表在 Nature Medicine 期刊上[12]。

(二)挑战赛内容

来自荷兰拉德堡德大学的 Wouter 等研究员发现,人工智能可实现前列腺癌诊断和自动化 Gleason 分级,展现出在活检中诊断前列腺癌的应用前景。然而,结果仅限于个别研究,可重复性差且难以独立验证。基于上述原因,研究人员组织了一场全球人工智能竞赛——PANDA 挑战赛。研究人员挑选其中表现最好的算法,使用独立数据集进行验证,并与病理科医师的意见进行比较。

(三)挑战赛进展

PANDA 挑战赛包括一个竞赛阶段和一个验证阶段。竞赛于 2020 年 4 月 21 日至 7 月 23 日在 Kaggle 平台上举办。在竞赛阶段,来自 65 个国家的 1 010 个团队,包括 1 290 名开发人员,参与并提交了至少一种算法。各参赛团队可在优化集上申请对其算法进行评估(图 6 - 12)。然后,在内部验证集上同时对算法进行盲法验证。所有团队总共提交了 34 262 个算法版本,共得到了 32 137 756 个算法预测结果。挑战赛结果如下。

Table 1 | Data characteristics of the development set, tuning set, internal validation set and the two external validation sets

	EU development set	EU development set	EU tuning set	EU tuning set	EU internal validation set	EU internal validation set	US external validation set	EU external validation set	Total
Source	Radboud University Medical Center Netherlands	Karolinska Institutet Sweden	Radboud University Medical Center Netherlands	Karolinska Institutet Sweden	Radboud University Medical Center Netherlands	Karolinska Institutet Sweden	Medical Laboratories, CA/UT, USA; tertiary teaching hospital, CA, USA	Karolinska University Hospital Sweden	–
No. of sites	1	1	1	1	1	1	3	1	6
No. of cases	1,028	1,085	72	33	129	82	741	330	3,500
No. of biopsies	5,160	5,456	195	198	333	212	741	330	12,625
Nontumor	967 (19)	1,925 (35)	95 (49)	58 (29)	155 (47)	66 (31)	254 (34)	108 (33)	3,628 (29)
Tumor-containing (ISUP GG breakdown below)	4,193 (81)	3,531 (65)	100 (51)	140 (71)	178 (53)	146 (69)	487 (66)	222 (67)	8,997 (71)
GG 1	852 (17)	1,814 (33)	24 (12)	48 (24)	48 (14)	53 (25)	247 (33)	65 (20)	3,151 (25)
GG 2	675 (13)	668 (12)	15 (8)	32 (16)	35 (11)	34 (16)	122 (16)	63 (19)	1,644 (13)
GG 3	925 (18)	317 (6)	15 (8)	14 (7)	38 (11)	16 (8)	70 (9)	49 (15)	1,444 (11)
GG 4	768 (15)	481 (9)	19 (10)	30 (15)	16 (5)	22 (10)	21 (3)	19 (6)	1,376 (11)
GG 5	973 (19)	251 (5)	27 (14)	16 (8)	41 (12)	21 (10)	27 (4)	26 (8)	1,382 (11)
No. of cases with general pathologist reviews	–	–	–	–	70	–	237	–	307
No. of pathologist reviews	–	–	–	–	910	–	4,740	–	5,650

图 6 - 12　PANDA 挑战赛参赛队

1. 内部验证数据的分类性能　　在验证阶段,所有选定的算法在两个独立的计算平台上完全重现。所选算法与泌尿专科病理医生的平均一致性较高,二次加权 kappa 为 0.931(95%CI,91.8%～94.4%)。算法对肿瘤检测具有较高的敏感性,其中具有代表性的算法(根据中位数平衡精度选择)灵敏度为 99.7%(所有算法的 95%CI 为 98.1%～99.7%),特异性为 92.9%(所有算法的 95%CI 为 91.9%～96.7%)。

2. 外部验证数据的分类性能　　在两个外部验证集上独立评估各算法。结果显示,美国和欧盟外部验证集与参考标准的一致性较高,二次加权 kappa 分别为 0.862(95%CI,84.0%～88.4%)和 0.868(95%CI,83.5%～90.0%)。算法的主要错误模式是将良性病例过度诊断为 ISUP 1 级癌。

代表性的算法在外部验证集对美国和欧盟数据集的敏感性分别为 98.6%(所有算法的 95%CI 为 97.6%～99.3%)和 97.7%(所有算法的 95%CI 为 96.2%～99.2%)。与内部验证集相比,算法将更多的良性病例误认为恶性,代表性算法的特异性分别为 75.2%(所有算法的 95%CI 为 66.8%～80.0%)和 84.3%(所有算法的 95%CI 为 70.5%～87.9%)。

3. 与病理科医师比较的分类表现　　研究人员收集了两个病理科医师小组对内部和美国外部验证集子集的评价以比较算法与普通病理科医师的分类性能。对于内部验证集的荷兰部分,来自 8 个国家的 13 位病理学家(7 位来自欧洲,6 位来自欧洲以外)审查了 70 例病例。对于美国外部验证集,20 名美国委员会认证的病理科医师审查了 237 例病例。

在内部验证集的荷兰部分的 70 例病例中,算法得分与泌尿病理科医师的得分一致性明显高于非泌尿专科病理医生($P<0.001$)。代表性算法对肿瘤的敏感性(98.2%,所有算法的 95%CI 为 97.4%～100.0%)高于专家级病理科医师(96.5%,所有病理科医师的 95%CI 为 94.0%～100.0%),特异性(100.0%,所有算法的 95%CI 为 90.6%～100.0%;92.3%,所有病理科医师的 95%CI 为 77.8%～97.8%)更高。平均而言,算法遗漏了 1.0%的癌症,而病理科医师遗漏了 1.8%。

在美国外部验证集上,相对于泌尿专科病理学家的诊断结果,算法表现出与美国非专科病理学家相似的一致性水平。代表性算法对肿瘤的敏感性(96.4%,所有算法的 95%CI 为 96.6%～99.5%)高于高水平病理科医师(91.9%,所有病理科医生的 95%CI 为 89.3%～95.5%),但特异性(75.0%,所有算法的 95%CI 为 61.2%～82.7% *vs.* 95.0%,所有病理科医师的 95%CI 为 87.4%～98.1%)较低。平均而言,算法遗漏了 1.9%的癌症,而病理科医师遗漏了 7.3%。

二、PI‐CAI 前列腺癌影像学诊断竞赛

(一) 竞赛简介

PI‐CAI(前列腺成像：癌症 AI)诊断竞赛通过超 10 000 次前列腺 MRI 检查来验证现代 AI 算法,并评估放射科医师在 csPCa 检测和诊断方面的表现(图 6‐13)。该竞赛已与科学顾问委员会(16 名前列腺 AI、放射学和泌尿学专家)建立联合合作,以统一和标准化目前的竞赛指南,并确保对临床转化的前列腺 AI 进行有意义的验证。PI‐CAI 官方网站实时更新,2022 年版 PI‐CAI 诊断竞赛将侧重于验证人工智能在 bpMRI 中 csPCa 的自动 3D 检测和诊断。

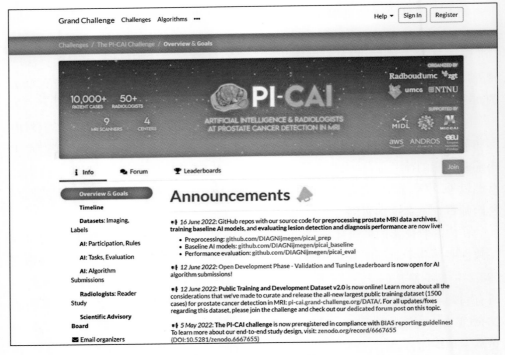

图 6‐13　PI‐CAI 网站

(二) 竞赛内容

PI‐CAI：AI 研究(大挑战)旨在评估现代 AI 算法在 bpMRI 中 csPCa(ISUP≥2 级癌症)的患者及诊断和病变级检测方面的性能。AI 的目标是读取 bpMRI 检查 (影像学＋临床变量),产生具有临床意义的病变检测、病变伴有 csPCa 的可能性

评分，以及 csPCa 诊断的整体患者水平评分。PI - CAI 旨在将大挑战中开发的最先进的 AI 算法与参与读片研究的前列腺放射学家进行对比，以评估前列腺 AI 解决方案在 MRI csPCa 检测和诊断中的临床可行性。PI - CAI 主要包括两个子研究。

1. AI 研究（大挑战）　向所有参与团队和大众公开提供 1 500 bpMRI 检查的带注释的多中心、多供应商数据集。团队可以使用此数据集开发 AI 模型，并提交其开发训练的算法，通过特定的模型进行评估。在此开放开发阶段结束时，所有算法都会根据它们在 1 000 次隐藏测试队列中的表现进行排名。在封闭测试阶段，组织者对排名靠前的人进行 5 种 AI 算法使用 7 500～9 500 bpMRI 扫描的更大数据集（包括来自私人数据集的额外训练扫描）。最后，在隐藏测试队列（通过严格的统计分析）上重新评估它们的性能，以确定 bpMRI 中 csPCa 自动 3D 检测和诊断的前3 种 AI 算法，即产生获胜者。

2. 读片研究　超过 50 名国际前列腺放射科医师对隐藏测试队列的每个病例，进行两轮评估。第一轮，仅使用基本的临床和采集变量与 bpMRI 序列，可以与经过相同训练的 AI 进行比较。第二轮，使用基本的临床和采集变量与完整的 mpMRI 序列，可以在 AI 和当前临床实践之间进行比较（PI - RADS v2.1）。总体而言，该研究的目的是评估普通放射科医师在 MRI 中检测和诊断 csPCa 的表现。

（三）竞赛进展

PI - CAI 诊断竞赛相关信息均可在官网（https：//pi-cai.grand-challenge.org/）查询。

（1）2022 年 5 月 5 日：PI - CAI 挑战赛预先注册，符合 BIAS 报告指南。研究设计的更多信息可访问：zenodo.org/record/6667655。

（2）2022 年 6 月 12 日：开放开发阶段-验证和调整排行榜开放，供 AI 算法提交。公共培训和开发数据集 v2.0 上线。详细了解为策划和发布用于 MRI 前列腺癌检测的全新最大公共训练数据集（1 500 例）所做的所有考虑请查看网址：pi-cai.grand-challenge.org/DATA/。有关此数据集的所有更新或修复，可在官网查看关于此主题的专用论坛。

（3）2022 年 6 月 16 日：包含用于预处理前列腺 MRI 数据档案、训练基线诊断AI 模型及评估病变检测和诊断性能的源代码的 GitHub 存储库上线。

预处理：github.com/DIAGNijmegen/picai_prep。

基线 AI 模型：github.com/DIAGNijmegen/picai_baseline。

性能评估：github.com/DIAGNijmegen/picai_eval。

（4）2022 年 10 月 20 日：关闭开放开发阶段的提交-验证和调整，接受开放开发阶段的 AI 算法-测试。

（5）2022 年 10 月 30 日：开放开发阶段的截止提交-测试。

（6）2022 年 11 月 10 日：接受 AI 算法进行封闭测试阶段-最终排名。

（7）2022 年 11 月 30 日：封闭测试阶段的最终提交-最终排名。

（8）2023 年 2 月 28 日：公开宣布 PI‐CAI 挑战的获胜者。

三、国际人工智能前列腺癌图像诊断竞赛

当前人工智能肿瘤诊断治疗方面的竞赛吸引了越来越多的计算机专业和人工智能算法研究人员的注意，如 Grand Challenge 网站（https://grand-challenge.org/）就成了这类竞赛公布和征集挑战者的重要渠道之一（图 6‐14）。每年都会有众多的影像、病理、核医学人工智能挑战在这里发布（图 6‐15）。根据网站公布的数据，目前已经有注册用户 7 万余人，共发布了 326 项挑战，公布了 1 062 种人工智能算法[13]。

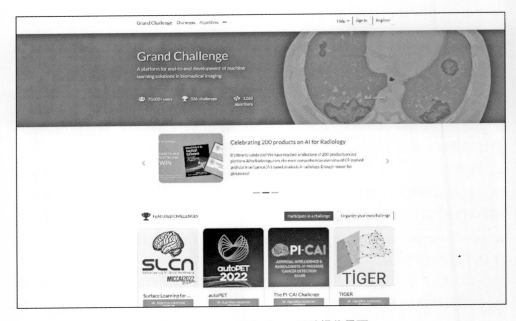

图 6‐14 Grand Challenge 网站操作界面

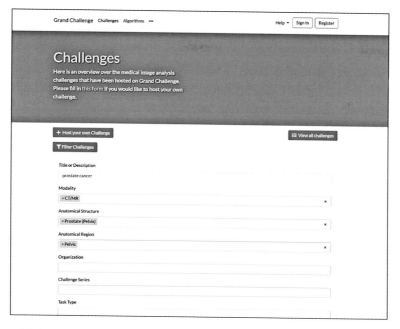

图 6‑15　Grand Challenge 网站检索特定器官或特定检查项目的挑战

（柳文强　牟伟明　陈　锐）

参考文献

［1］ Cancer Genome Atlas Research Network，Weinstein J N，Collisson E A，et al. The cancer genome atlas pan-cancer analysis project［J］. Nature Genetics，2013，45(10)：1113‑1120.

［2］ Hutter C，Zenklusen J C. The cancer genome atlas：creating lasting value beyond its data［J］. Cell，2018，173(2)：283‑285.

［3］ Colaprico A，Silva T C，Olsen C，et al. TCGAbiolinks：an r/bioconductor package for integrative analysis of TCGA data［J］. Nucleic Acids Research，2016，44(8)：e71.

［4］ Goldman M，Craft B，Brooks A，et al. The UCSC Xena platform for cancer genomics data visualization and interpretation［J］. biORxiv，2018：326470.

［5］ Edgar R，Domrachev M，Lash A E. Gene expression omnibus：NCBI gene expression and hybridization array data repository［J］. Nucleic Acids Research，2002，30(1)：207‑210.

［6］ Davis S，Meltzer P S. GEOquery：a bridge between the gene expression omnibus (geo) and bioconductor［J］. Bioinformatics (Oxford，England)，2007，23(14)：1846‑1847.

［7］ Tate J G，Bamford S，Jubb H C，et al. COSMIC：the catalogue of somatic mutations in cancer ［J］. Nucleic Acids Research，2019，47(Database issue)：D941‑D947.

［8］ Clark K，Vendt B，Smith K，et al. The cancer imaging archive (TCIA)：maintaining and operating a public information repository［J］. Journal of Digital Imaging，2013，26(6)：1045‑1057.

［9］ Anonymous. Whole slide imaging repository［EB/OL］（no date）［2022 - 09 - 15］. https://digitalpathologyassociation.org/whole-slide-imaging-repository.

［10］ Anonymous. Surveillance, epidemiology, and end results program of the national cancer institute.［EB/OL］（2007 - 12）［2022 - 09 - 15］. https://seer.cancer.gov/registries.

［11］ Yang W, Soares J, Greninger P, et al. Genomics of drug sensitivity in cancer (GDSC): a resource for therapeutic biomarker discovery in cancer cells［J］. Nucleic Acids Research, 2013, 41(Database issue): D955 - 961.

［12］ Bulten W, Kartasalo K, Chen P-H C, et al. Artificial intelligence for diagnosis and gleason grading of prostate cancer: the panda challenge［J］. Nature Medicine, 2022, 28(1): 154 - 163.

［13］ Reinke A, Tizabi M D, Eisenmann M, et al. Common pitfalls and recommendations for grand challenges in medical artificial intelligence［J］. European Urology Focus, 2021, 7(4): 710 - 712.

第七章 人工智能在前列腺癌影像学
诊断中的应用

关键词：超声，核磁共振，PET‐CT，影像组学，机器学习，Gleason 评分，预后预测

随着现代影像学技术的飞速发展，影像学检查在前列腺癌诊疗全程中发挥着重要作用。近年来，人工智能与医学影像学领域交叉融合，以深度学习、影像组学等技术为代表的人工智能精准影像分析技术，可以深入挖掘大量人眼无法识别的图像表征信息，为肿瘤影像学领域的发展带来划时代的机遇。

在本章，我们将介绍前列腺癌的影像学检查技术和目前基于数字化影像图像的人工智能技术在前列腺癌影像诊断中的应用现状。总结人工智能在前列腺癌影像学检查中应用的算法特点、目前存在的局限性，并就本领域未来发展方向做出展望。

第一节 前列腺癌的影像学检查

一、超声

（一）前列腺癌的超声诊断

前列腺位于男性盆腔深部，经直肠超声检查（transrectal ultrasound，TRUS）是获得前列腺精细图像的有效途径。早在 1982 年，日本学者 Sekine 等就报道了采用电子线阵扫查和经直肠纵向扫查技术，可从矢状切面清晰显示前列腺、后尿道、两侧精囊和膀胱颈结构[1]。前列腺的回声、形态及毗邻结构的改变可在超声图

像得到清晰、细致的观察。

前列腺癌在 TRUS 灰阶超声图像上表现多为低回声或等回声,在彩色多普勒超声下可显示为局部血流高灌注或前列腺两侧不对称灌注,体现富血供肿瘤的特点。前列腺癌的回声特点有时可与前列腺炎、前列腺增生等良性病变发生混淆,需结合病史和血清前列腺特异性抗原检测以鉴别。超声造影可显示肿瘤微循环,并可以结合峰值强度等参数对病灶进行量化评价,有助于前列腺癌与其他病变的鉴别,诊断前列腺癌的特异度和敏感度均在70%左右[2]。

总体来说,超声具有易获得、成像迅速、操作简便、价格便宜的优势,但超声诊断的效能往往与操作者的经验和知识水平相关,具有一定主观性,超声获得的声像图也很难做到客观的机构互认,其声像图特征在前列腺癌的诊断和鉴别诊断中也有一定的局限性。

(二) 超声引导下前列腺穿刺

尽管超声在前列腺癌的定性诊断方面有一定的局限性,但超声引导下前列腺穿刺活检在临床上发挥着重要的作用。它的优势在于成像快、操作简便、定位准确。超声引导下前列腺穿刺(图 7-1)可明确肿瘤的病理类型及 Gleason 评分[3],进而评估其恶性程度、明确治疗方案、判断预后。

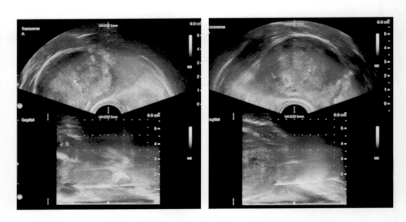

图 7-1 经直肠超声引导的经会阴前列腺穿刺中的图像

目前超声引导下前列腺癌穿刺活检的穿刺路径包括 TRUS 引导下前列腺穿刺和经会阴超声引导下前列腺穿刺[4]。其中经直肠穿刺以前列腺尖部、后半区域、侧部、体部及双侧叶底部为主,以达到前列腺外周带区域。当肿瘤位于前列腺前尖部时,经直肠穿刺的检出率较低、易被漏诊[5]。经直肠穿刺需要预先进行肠道准备、术后应用抗生素，术后可能出现出血、感染、排尿困难等并发症。经会阴穿刺以平行于尿道平面进行穿刺，分别于前列腺的前后区域进行取材。经会阴穿刺活检的优点是无须肠道准备，术后感染率低，并发症相对少，但也存在需要充分麻醉、操作路径长、操作时间长的缺陷。Hossack 等分析了 1 132 例前列腺癌数据发现，经直肠和经会阴穿刺对临床显著性前列腺癌的检出率是类似的，但经会阴穿刺路径对前列腺前尖部肿瘤检出率更高[5]。

超声引导下的前列腺穿刺方法包括系统穿刺和靶向穿刺。经直肠或经会阴的12 针前列腺系统穿刺是目前前列腺标准的穿刺方案，在此基础上可结合影像学检查结果进行靶向穿刺。但目前的穿刺方法仍有一定的漏诊率，有部分患者需重复穿刺[6]，程式化的系统穿刺也会导致一些临床无意义的前列腺癌的检出，可能导致过度治疗[7]。由于前列腺癌具有多灶性和异质性强的特点，同时受取材量、取材位置和取材角度的限制，前列腺癌穿刺标本的 Gleason 评分与根治标本的 Gleason 评分有时不可避免地存在偏差，约有 28.6％的患者的前列腺根治标本 Gleason 评分较穿刺标本升高[8,9]，可能对治疗决策的制定产生影响。但盲目增加穿刺点数会增加患者痛苦和穿刺并发症的发生率。如何在全面、准确检出临床显著性前列腺癌的同时减少患者痛苦和并发症的发生，始终是临床关注的热点。

二、磁共振成像

多参数磁共振成像（multiparametric magnetic resonance imaging，mpMRI）是当前诊断前列腺癌重要的影像学检查之一[10]。mpMRI 既无电离辐射，又具备良好软组织分辨率，对临床显著性前列腺癌的检出、危险度分级和临床决策的制定具有重要价值[11,12]。

一项纳入 10 项研究共 2 489 名患者的 meta 分析指出，mpMRI 检出临床显著性前列腺癌的敏感度为 94％（83％～98％），特异度为 54％（42％～65％）[13]。文献报道，mpMRI 对临床显著性前列腺癌的阳性预测值在 27％～43％，而阴性预测值高达 90％，说明若 mpMRI 未发现异常，那么患临床显著性前列腺癌的概率较低[14]。但仍需注意，有一些病灶可能被 mpMRI 遗漏。Johnson 等回顾总结了 588例共 1 213 个病灶的前列腺癌患者数据发现，PSA 水平较低、最大横径≤1.0 cm、Gleason 评分≤3＋4 分和多灶性的肿瘤易被 mpMRI 漏诊[15]。

随着 MRI 技术的进步和评分系统的完善，MRI 靶向前列腺穿刺也逐步走向临床。MRI 靶向前列腺穿刺活检包括 MRI 直接引导下穿刺、MR－TRUS 融合靶向穿刺和认知融合靶向穿刺，对临床显著性前列腺癌诊断率高，临床应用也日趋广泛[16]。

（一）mpMRI 各序列简介

前列腺癌的 mpMRI 成像包括 T1WI、T2WI、扩散加权成像（diffusion weighted imaging，DWI）和动态对比增强（dynamic contrast enhancement，DCE）扫描序列。应用直肠内线圈可以提高图像的信噪比，增加前列腺癌监测的敏感性和特异性。

1. 平扫（T1WI 及 T2WI 序列）　前列腺的形态结构的显示主要是基于 T1WI 和 T2WI 序列。前列腺组织在 T1WI 序列呈均一的中等信号。T1WI 序列可用于描绘前列腺轮廓，显示前列腺和精囊内出血，但不能够区分前列腺不同区带。T2WI 序列可以较好地显示前列腺的解剖结构，可用于评价前列腺腺体内异常、精囊侵犯和前列腺外侵犯征象。正常组织外周带为高信号，中央带和移行带为低信号。前列腺癌灶多起源于外周带、在 T2WI 加权像上多表现为低信号，因此易于与 T2WI 上高信号的正常外周带组织鉴别。但仍有少部分病灶发生在中央带和移行带，这类病灶在 T2WI 上评价有一定的困难。同时，很多非肿瘤性病变在外周带也可表现为低信号，如非特异性炎症、放疗后纤维化等，因此，单一形态学序列对前列腺癌的诊断存在一定限度，需结合其他功能序列的信息，综合判断病灶性质。

2. 扩散加权成像　DWI 序列主要用于评价生物组织的水分子扩散运动，从微观水平反映组织细胞的超微结构变化和生理状态，是前列腺 mpMRI 检查的关键组成部分。癌组织和正常组织的扩散差异可以通过 DWI 图像测得的表观扩散系数（apparent diffusion coefficient，ADC）来区分。正常前列腺组织腺体和腺管结构丰富，水分子扩散运动较自由，ADC 值较高。前列腺癌组织内肿瘤细胞排列紧密，细胞外间隙受压、扭曲，使得水分子扩散运动受到限制，ADC 值下降（图 7 - 2）。扩散敏感系数 b 值越高，图像对水分子扩散受限越敏感。前列腺癌患者常伴有前列腺增生或前列腺炎背景，增生组织中的腺体和间质增生、血管密度增加，同样可导致水分子扩散运动的受限，有时会掩盖增生组织中的癌变结节。加之在低 b 值 DWI 的图像中 T2 穿透效应大，癌结节在低 b 值的 DWI 上不易与周围组织分辨[17]。在高 b 值的 DWI 图像上，癌结节的扩散受限较非癌灶突出，可提高病灶检出率。但过高 b 值也会导致图像信噪比的下降，还会加重图像的几何畸变。因此在实际应用中，应在保证信噪比的前提下使用高 b 值。前列腺影像报告与数据系统（prostate imaging reporting and date system，PI - RADS）v2.1 建议同时采集低 b 值（0～100 s/mm²）、中间 b 值（800～1 000 s/mm²）及高 b 值图像（至少≥1 400 s/mm²），并以低 b 值和中间 b 值计算 ADC，既避免了高 b 值的扩散峰度效应影响 ADC 值，又能保证病灶检出的敏感性。

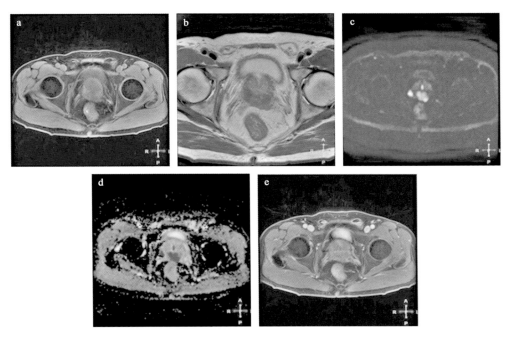

图 7 - 2　前列腺癌并侵犯左侧精囊 mpMRI

　　患者 61 岁，TPSA：61.12 ng/mL，Gleason 评分：4＋4＝8 分
　　病灶位于外周带右侧及中部，病灶向后侵犯左侧精囊腺。a. T1WI 见病灶呈等低信号，边界不清；
b. T2WI 见病灶呈低信号；c. DWI 序列（b＝1 500 s/mm²）见病灶明显扩散受限呈高信号；d. 病灶在 ADC 图
上呈低信号；e. 增强扫描病灶呈快进快出表现，动脉晚期表现为相对低信号

　　3. 动态对比增强 MRI　　动态对比增强（dynamic contrast-enhanced MRI，
DCE - MRI）序列是在 T1WI 序列基础上进行，通过注射对比剂、观察肿瘤的强化
方式进行前列腺癌的诊断和鉴别诊断。PI - RADS v2.1 建议优选三维 T1WI 梯度
回波序列采集以获得 DCE - MRI。前列腺癌组织中，由于肿瘤血管丰富，肿瘤新生
血管壁不成熟、通透性改变，对比剂可迅速进入血管外和细胞外间隙，并快速廓清，往
往在 DCE - MERI 表现为早期强化并早期退出，而前列腺增生的毛细血管壁相对完
整，增生结节多表现为早期强化、缓慢退出。基于 DCE 各期原始图像，可后处理获得
时间-信号强度曲线，前列腺癌多以"流出型"曲线为主，前列腺增生多以"流入型"曲
线为主[17]。对 DCE - MRI 数据进行定量分析，还可以提供可量化的功能性参数，推
导与组织中微血管特性相关参数，如容积转运常数（K_{trans}）、血管外细胞外容积分数
（Ve）等、回流速率常数（K_{ep}）等，有助于前列腺癌、前列腺炎及正常组织的鉴别诊断。

　　（二）PI - RADS 评分简介
　　前列腺影像学报告与数据系统（PI - RADS）[18,19] 是由美国放射学会联合欧洲

泌尿生殖学会发布,基于 mpMRI 制定的前列腺 MRI 图像采集技术和图像解读规范,适用于前列腺癌患者管理及多中心试验的质量保证,对提高前列腺癌的诊断与鉴别诊断水平具有重要意义,得到同行的广泛认可和临床应用。目前临床应用的最新版本是 PI-RADS 指导委员会在 2019 年发布的 PI-RADS v2.1 版本,采取 5 分制对临床显著性前列腺癌的可能性进行评分,评分越高,可能性越大。

在 PI-RADS 评分中,T2WI 和 DWI 序列分别是移行带和外周带的主导序列,并有相应的评分标准。而 DCE-MRI 仅有阳性和阴性评价,仅用于外周带 DWI 评分为 3 分病变,对移行带的评分没有价值,其对于检出临床显著性前列腺癌的价值有限。近年来有学者指出,仅使用 DWI 和平扫的双参数 MRI(biparametric-MRI,bpMRI)诊断前列腺癌的效能不劣于 mp-MRI[20,21]。双参数 MRI 的优势在于扫描时间短、减少费用,且不使用对比剂,适用于肾功能不全和钆剂过敏的前列腺癌患者。在 PI-RADS v2.1 中,指导委员会建议仍以 mpMRI 为优选,不漏诊临床显著性前列腺癌(图 7-3)。同时指导委员会肯定了 bpMRI 的潜在益处,并支持开展多中心临床研究以明确 bpMRI 是否会增加漏诊临床显著性前列腺癌病例。

总体来说,PI-RADS 评分减少了医师对影像学征象解读分析的主观差异,促进了影像学与临床的沟通。但 PI-RADS 评分目前仍局限于对临床显著性前列腺癌可能性的评价,对于 PI-RADS 指导穿刺的 cut-off 值,目前尚未达成共识,不能单纯依靠评分来决定是否进行前列腺穿刺。大多数研究认为,PI-RADS 评分 4 分、5 分的病例穿刺阳性率高,都建议临床行前列腺穿刺活检术,但对于 PI-RADS 3 分病灶是否需要穿刺,仍未达成共识[22],此时需结合 PSA 等临床指标个性化制定临床决策。

(三)基于 mpMRI 的前列腺癌结构化报告

影像学报告是临床医师与影像科医师信息沟通的桥梁。传统的影像学报告多为自由文本式报告,影像科医师根据不同病例的情况进行自由编辑,尽管可以提供较多描述性信息,但难免存在一定的主观性,报告医师对该疾病的了解程度直接影响报告水平,且有些模糊性或易造成语义混淆的描述可能造成临床医师的理解偏差,在一定程度上可能影响临床决策。部分不严谨的主观描述也不利于科学研究中的数据统计。

结构化报告可为影像科医师和临床医师提供包括诊断标准和规范用语在内的更多有用信息,便于跨学科交流,有利于临床决策的制定。研究表明,应用结构化报告可以使泌尿外科医师更准确地判断前列腺癌的病灶位置[23]。笔者所在的上海长海医院影像科在 PI-RADS 评分的基础上,结合前列腺癌的 TNM 分期,形成

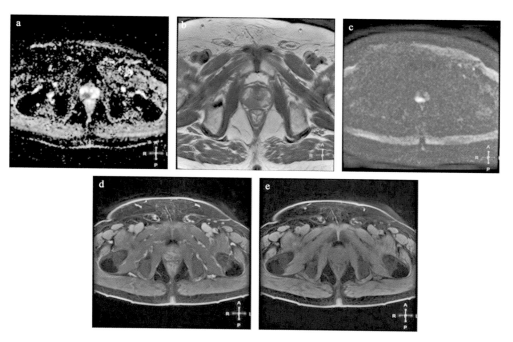

图 7 - 3　前列腺癌 mpMRI 表现

患者 74 岁，TPSA：8.52 ng/mL，影像 PI - RADS 评分 4 分，根治性手术病理 Gleason 评分：4＋3＝7 分
病灶位于右侧外周带。a. T1WI 见病灶呈等信号；b. T2WI 见病灶呈低信号，与正常高信号的外周带形
成明显对比；c. DWI 序列（b＝1 500 s/mm^2）见病灶明显扩散受限呈高信号；d. 病灶在 ADC 图上呈低信号；
e. 增强扫描病灶呈快进快出表现，动脉晚期表现为相对低信号灶

了前列腺 MRI 的结构化报告，通过标准、规范、格式化的语言对前列腺癌患者进行
全面的评估（图 7 - 4）。

××××医院				
姓名：	性别：	年龄：	科别：	报告 ID：
编号：	住院号：	病室：	病床：	

临床诊断：		送检医生的要求：		协诊
检查部位和名称：		前列腺 MR 平扫＋增强＋波谱		
检查方法：				

××××医院	
放射学表现：	1. 前列腺大小 　前列腺左右径(cm)：前列腺前后径(cm)：前列腺上下径(cm)： 　前列腺体积(cm^3)：PSA 密度： 2. 前列腺描述 　移行带增生：是/否；外周带萎缩：是/否；前列腺出血：是/否 3. 病灶描述 　病灶数量：无/单发/多发：(个)；形状：圆形/类圆形/透镜状/不规则 　边缘：清晰/模糊； 　位置 1：左侧/右侧/双侧；位置 2：TZ/CZ/PZ；位置 3：基底部/中央 　部/尖部 　病灶大小：最大径(cm)：左右径(cm)：上下径(cm)：体积(cm^3)： 　定量评估：ADC 值($10^{-3}\ mm^2/s$) 　T2WI 评分：1 分/2 分/3 分/4 分/5 分 　DWI/ADC 评分：1 分/2 分/3 分/4 分/5 分 　DCE：阴性/阳性 　突破包膜：是/否/可疑 　侵犯精囊腺：是/否/可疑 　尿道外括约肌侵犯：是/否/可疑 　直肠侵犯：是/否/可疑 　膀胱侵犯：是/否/可疑 　淋巴结转移：是/否/可疑 　淋巴结位置：股动脉旁/闭孔/髂内/髂外/髂总/直肠旁/骶前/主动脉 　旁至主动脉分叉 　骨转移：是/否/可疑 　盆腔积液：是/否 　其他：
诊断：	前列腺未见明显异常/前列腺增生/前列腺增生伴炎症/前列腺癌 病灶位置： PI‐RADS 评分： T 分期： 淋巴结转移： 骨转移： 其他：

图 7‐4　前列腺癌 mp‐MRI 格式化报告模板

三、核医学技术

核医学诊疗技术在前列腺癌诊疗全程中发挥重要的作用，比如^{99m}Tc‐MDP 核素骨扫描、^{18}F - NaF PET 显像、^{223}RaC12 治疗前列腺癌骨转移、^{177}Lu - PSMA 617 核素标记的配体内照射治疗等。本章节内容主要介绍前列腺癌的特异性 PET 显像。

不同进展阶段的前列腺癌患者需要不同的治疗方案及影像学评估手段,这对影像学检查提出挑战。超声、CT、MRI 等常规影像学手段在前列腺癌的应用已经得到临床认同,但与精准诊疗的需求尚存在明显差距。近几十年,集功能与解剖显像于一体的 PET - CT 在前列腺癌的应用逐渐增加,其诊断效能得到临床的普遍认可。

PET - CT 检查的优势不仅在于它敏感性、特异性高,更在于它可以实现前列腺癌不同靶点的靶向显像,间接反映前列腺癌的病理特征,也为后续治疗提供指导。目前应用于 PET - CT 显像的前列腺癌靶点包括前列腺特异膜抗原(prostate specific membrane antigen,PSMA)、胃泌素释放肽受体(gastrin-releasing peptide receptors,GRPR)、雄激素受体(androgen receptor)、生长抑素受体(somatostatin receptors,SSTR)、尿激酶纤溶酶原激活物表面受体(urokinase plasminogen activator surface receptor,uPAR)、整合素受体(integrin receptor)、成纤维细胞活化蛋白(fibroblast activation protein)、^{11}C 或 ^{18}F 标记的胆碱(choline)、氨基酸转运体(^{18}F - FACBC)等,目前临床研究较多的核素标记肽类物质以前两种靶点为主。

（一）前列腺特异膜抗原

前列腺特异膜抗原(PSMA)是跨细胞膜表面的一种 II 型糖蛋白,是一种几乎在所有前列腺癌类型中呈高表达(100 倍或 1 000 倍)的跨膜蛋白,PSMA 的表达水平随肿瘤分期和分级的增加而增加,在低分化、转移性和去势抵抗的前列腺癌细胞中 PSMA 表达更加显著,因此靶向 PSMA 的小分子标志物一直是国内外研究的热点,PSMA 小分子抑制剂发展最为迅速,正电子核素 ^{18}F 和 ^{68}Ga 都可用来标记 PSMA 小分子抑制剂,其中 ^{68}Ga - PSMA - 11 临床应用最多、最为成熟,是目前国内外临床研究、指南、共识中主要应用的显像剂。

目前对于前列腺癌原发灶的诊断依然首选 mpMRI,但有研究显示,^{68}Ga - PSMA PET - CT 对前列腺原发灶的诊断也具有较高的准确性,灵敏度和特异性分别为 49% 和 95%,不亚于 mpMRI(44% 和 94%)[24],且随着 PSA 水平的升高,诊断的灵敏度也随之增加。

^{68}Ga - PSMA PET - CT 对前列腺癌患者的临床分期有其独特优势。由于 PSMA PET - CT 具有高灵敏度和特异性,在小淋巴结或隐匿性淋巴结转移探测方面优势突出。一项研究对 130 例高危前列腺癌患者回顾性分析,结果显示 ^{68}Ga - PSMA - 11 PET - CT 对淋巴结转移灶检出的灵敏度、特异性、准确率分别为 65.9%～68.3%、

98.9%～99.1%、88.5%～95.2%，均高于传统影像学（27.3%～43.9%、85.4%～97.1%、72.3%～87.6%）[25]。对于 M 分期包括骨转移及其他器官远处转移，PSMA PET－CT 同样优于传统影像学。有研究对 ^{68}Ga－PSMA－11 PET－CT 与核素骨显像检测骨转移进行比较，两者的灵敏度分别为 98.8%～99.0%和 82.4%～86.6%，特异性分别为 98.9%～100%和 91.6%～97.9%，^{68}Ga－PSMA－11 PET－CT 诊断效能更高[26]。^{68}Ga－PSMA PET－CT 对前列腺癌生化复发有较高的诊断效能。Fendler 等[27]纳入 635 例前列腺癌生化复发患者的多中心前瞻性研究发现，^{68}Ga－PSMA PET－CT 基于患者诊断的总阳性预测值为 92%（95% CI，88%～95%），可对其中 74.8%（475/635）的患者复发灶溯源定位；在 PSA<0.5、0.5～<1.0、1.0～<2.0、2.0～<5.0、≥5.0n g/mL 亚组，复发灶检出率分别为 38%、57%、84%、86%和 97%。

（二）胃泌素释放肽受体

前列腺癌及多种恶性肿瘤细胞过度表达胃泌素释放肽受体生长抑素受体（GRPR），因此核素标记的 GPPR 类似物可以用于前列腺癌的靶向诊断和治疗，其中拮抗剂 RM2 研究较广。Lucia Baratto 等比较了 50 名前列腺癌生化复发患者的 ^{68}Ga－RM2 PET－CT 和 ^{68}Ga/^{18}F PSMA PET－CT 显像，结果发现：^{68}Ga－RM2 PET－CT 35 例（70%）为阳性，15 例（30%）为阴性，而 PSMA PET－CT 37 例（74%）呈阳性，13 例（26%）呈阴性；^{68}Ga－RM2 在 4 个 PSMA 显像阴性患者中检测到 7 个以上病灶。因此，在 PSMA 被广泛认可的同时，^{68}Ga－RM2 仍然是一种有价值的放射性药物[28]。

（三）生长抑素受体

生长抑素受体（SSTR）是由 5 个亚型 G 蛋白偶联的跨膜受体组成，其在正常前列腺中表达很低，但随着患者年龄的增长或前列腺增生而表达增高[23,29]。^{68}Ga 标记的 SSTR 配体对前列腺癌患者病灶的检出率为 48%～65%，基于病变的检出率较低及放射性示踪剂摄取通常较低[30]，临床上并未普及使用。但它提示临床医师，SSTR PET－CT 显像病灶摄取较高的患者可以考虑靶向 SSTR 的治疗。

（四）成纤维细胞活化蛋白

成纤维细胞活化蛋白（FAP）是一种 Ⅱ 型跨膜丝氨酸蛋白酶，表达在 90%的上皮肿瘤中活化的成纤维细胞的细胞表面。^{68}Ga 标记的成纤维细胞活化蛋白抑制剂（FAPI）可用于各种肿瘤的 PET－CT 成像。据报道，^{68}Ga－FAPI－04 PET－CT 显像发现前列腺癌细胞表面高表达 FAP，所以可以考虑使用 FAPI 标记的放射性核素用于前列腺癌的治疗[31]。这种放射性示踪剂的临床应用仍在开发中。

（五）总结

靶向前列腺癌 PSMA 的小分子抑制剂是目前临床应用最成熟、最广泛的一种显像剂，随着 PSMA PET－CT 进入多个中外前列腺癌指南，以及[68]Ga－PSMA11 被 FDA 批准，其重要程度有目共睹。随着对 PSMA 影像的深入了解，核医学科医师及泌尿外科医师都认识到前列腺癌 PSMA 影像的不足和缺陷，相对于磁共振 PI－RADS 系统而言，临床医师解读 PSMA 影像的结果是有难度的。为此，Rowe SP 等最早开发了一个用于解释和描述 PSMA 影像的框架结构，称为 PSMA－RADS 1.0 版，用于判别 PSMA 影像是否为前列腺癌的可能级别[32]。2021 年，由欧洲核医学协会（EANM）组成的全球专家组制定了 PSMA－PET 在前列腺癌中的结构化报告并统一诊断解释标准（E－PSMA 1.0）。E－PSMA 标准可能有助于提高临床试验中的数据准确性和可重复性，以支持临床医师的治疗管理决策[33]。GRPR 是目前除 PSMA 外研究最成熟的受体，同时 GRPR 是既可以用于成像又可以用于治疗的放射配体，但是 GRPR 在高级别前列腺癌、CRPC 和骨转移瘤中表达较低，有待在 CRPC 患者中进行深入研究。然而，GRPR 放射配体在早期前列腺癌或低级别前列腺癌方面可能有更高的应用价值。放射性核素标记 FAPI 是新近研究的分子，可用于多种肿瘤 PET 成像。FAPI 在 CRPC 中高表达，可以进行放射性核素治疗，但目前并没有在前列腺癌上应用。后续可以期待其在前列腺癌中的治疗效果。靶向前列腺癌其他表面受体的研究相对较少，需要更多、更大的临床样本进行验证。此外，伴随核医学显像设备的进步，比如大视野 PET－CT 及 PET－MR 设备在临床的广泛使用也将进一步提高前列腺癌影像的精准程度。

（程　超　张倩雯　景国东　郝　强　杨亲亲　郭仲秋）

第二节　人工智能在前列腺癌磁共振影像学中的研究进展

磁共振成像具有无电离辐射、无创伤性、软组织分辨率高等优点，被广泛应用于前列腺病变检测中。通常由临床医师调取多重序列，结合临床信息，对磁共振图像进行阅读和解释并撰写报告，以为后续的诊断和治疗提供依据。由于临床医师之间存在较大的观察者间异质性，基于人工智能的算法已经被纳入放射学研究，可通过提供稳定、可重复的结果提高观察者间一致性，在前列腺癌磁共振图像评估中,基于人工智能的算法在病灶识别和分类、前列腺癌预后预测等方面近年来都有了较多的进展,尤其是在前列腺癌病灶识别和分类上,相关文献的增长速度较快。本节将主要介绍人工智能在前列腺癌磁共振图像中的进展。

一、病灶检测和分类

对可疑患者进行活检是前列腺癌确诊的必要程序,但其具有一定的创伤性,且常常带给患者不可避免的痛苦。随着近几年多参数磁共振技术逐渐被国际学界认可,欧洲泌尿外科指南开始建议患者在行穿刺活检前进行多参数磁共振检查,后者则在过往的研究中显示可以提高临床显著性前列腺癌的诊断率及降低过度诊断的概率[10]。

人工智能方法和磁共振图像的结合是改进前列腺癌识别的有前途的工具。人工智能在前列腺癌磁共振图像病灶的检查上,一方面可以对磁共振图像进行筛查以减小临床工作的负担,另一方面则可以辅助医师进行诊断以减少漏诊率。

人工智能对病灶检测和分类的应用也是目前的热点之一,相关研究开展得也比较广泛。在一项研究中,Yang 等开了一个基于卷积神经网络的前列腺癌自动检测系统,结合 T2 加权和表观弥散系数信息,该研究对超过 100 名患者的大型数据集进行了自动前列腺癌检测,具有高检测率(每出现一个假阳性时,灵敏度为 92%)、低假阳性率和良好的鲁棒性[34]。

为进一步检测人工智能的临床性能,Schelb 等使用 T2 加权和扩散加权对深度学习系统 U‑Net 进行训练后与临床前列腺癌成像报告和数据系统(PI‑RADS)的性能对比,以检测深度学习算法是否具有与 PI‑RADS 相似的评估临床显著性前列腺癌的能力,结果显示两者表现出了相似的效果[35](详见本章第五节)。在另一项研究中,研究人员等则将 DL 系统的分类性能与不同级别放射科医师进行比较,结果显示,DL 的分类性能优于初级放射科医师,低于高级放射科医师,同时在临床实践中可以提高初级和高级放射科医师对前列腺癌的诊断确定性(表 7‑1)[36]。

表 7‑1 不同放射科医生和 DL 模型的诊断表现

组　别	灵敏度	特异性	精密度	准确度
初级	59.0%	70.0%	66.3%	64.5%
高级	69.0%	77.0%	75.0%	73.0%
DL 模型	71.0%	69.0%	69.6%	70.0%

续　表

组　别	灵敏度	特异性	精密度	准确度
DL＋初级	79.0%	72.0%	73.8%	75.5%
DL＋高级	81.0%	84.0%	83.5%	82.5%

注:初级:初级放射科医师;高级:高级放射科医师;DL:深度学习系统。

二、Gleason 评分预测

Gleason 评分是病理学家通过显微镜观察肿瘤细胞的形态学特征,从而对前列腺癌确诊及分级的一种重要方法,也是制定临床治疗方案的重要参考指标。

不同 Gleason 评分的患者预后不同,对 Gleason 评分进行判断有助于对患者进行分层管理。不过目前基于活检的 Gleason 分级不仅存在一定的漏诊率,同时存在一定的痛苦和并发症。因此,结合使用 MRI 对 Gleason 评分进行分类可以减少患者的不适和一些不必要的干预。

在一项 2015 年的研究中,Fehr 等基于 MRI 表观扩散系数和 T2 加权的纹理特征,利用三种不同的算法分别完成了以下任务(具体试验思路如图 7-5 所示): ① 对良恶性肿瘤进行自动分类。② 对 Gleason 评分＝6(3＋3)分和 Gleason 评分≥7 分进行自动分类。③ 对 Gleason 评分为 7(3＋4)分和 Gleason 评分为 7(4＋3)分进行自动分类;结果发现在良恶性的鉴别上,准确度在 84%～96%,Youden 指数在 0.64～0.91,在 Gleason 评分 6(3＋3)分及≥7 分和 Gleason 评分 7(3＋4)分

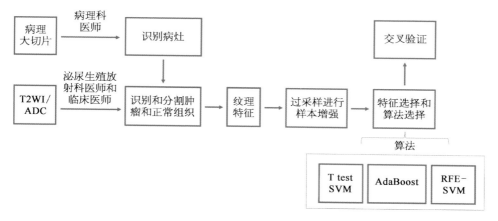

图 7-5　研究流程图

和 Gleason 评分 7(4＋3)分的分类上,也具有较高的准确度[37]。在另一项研究中,算法对于 GS(3＋4)的临床显著性前列腺癌和 GS(4＋3)的前列腺癌分类,AUC 分别为 0.81 和 0.79[38]。

三、包膜外侵犯的预测

前列腺包膜外侵犯(extracapsular extension,ECE)被定义为肿瘤突破前列腺包膜进入前列腺周围脂肪组织。它的预测对于术前计划至关重要,不过 ECE 的诊断在不同专家之间具有较大的观察者间差异。在接下来这项研究中,研究人员开发和验证了一种基于 AI 的工具,用于使用 mpMRI 术前评估局部前列腺癌的 ECE 等级,该研究纳入了来自两个三级医疗中心的根治性前列腺癌患者,为了评估模型的性能和临床适用性,所有的数据评估基于人工智能、人类专家和专家-人工智能交互独立进行。该研究显示,AI 能够以定量和客观的方式进行 ECE 分期:该工具在内部和外部验证中的表现都优于专家评分,并显示可以提高专家的诊断性能;同时它不仅能够直接诊断 ECE,还提供了高度可疑的 ECE 预测区域[39]。

四、骨转移的预测

骨骼是前列腺癌患者最早发生的远处转移部位,发生骨转移(bone metastasis,BM)的患者往往预后较差。在早期对其进行预测,有助于避免对隐匿性骨转移患者进行不适当的外科操作,预防或延缓高风险患者的骨转移发生。利用 AI 对MRI 中的数据进行定量计算可以提供有助于临床决策的线索,2020 年的一项研究中,研究者构建并测试了基于放射组学特征和 t‐PSA 的列线图预测前列腺癌患者的 BM 风险,将 T2WI、DWI、DCE T1WI 提取的特征用于评估新诊断的前列腺癌患者的 BM 情况。模型在训练队列和验证队列中都显示了可靠的预测能力,AUC分别为 0.86 和 0.84,并且比传统的临床特征更能反映 BM 风险,此外,研究还证明了使用该放射组学里列线图对 BM 进行预测可以改进临床收益[40]。

五、生化复发率的预测

生化复发(biochemical recurrence,BCR)是前列腺癌复发的早期表现[41],指的是前列腺癌根治手术或雄激素剥夺治疗达到效果后,血清 PSA 下降至某一值以下,又持续上升至 0.2 ng/mL。BCR 是临床医师必须要考虑到的一种情况,明确BCR 的状况有助于临床医师选择下一步治疗方案,改善患者的预后。尽管目前已经存在一些公认的预测工具,如 D'Amico、Stephen 列线图等,但存在准确率较高的模型数量并不多。

将影像学结果纳入考量可以有效预测临床结果。Zhang 等利用支持向量机（support vector machine，SVM）基于 MRI 预测 3 年 BCR。他们收集了 205 例前列腺癌根治性前列腺切除术后患者的 MRI 数据集，采用单变量和多变量分析来评估 MRI 结果与 3 年 BCR 之间的关联，进行建模后使用 SVM 分析预测 3 年前列腺癌 BCR。结果发现，相对于传统的 Logistic 回归，SVM 具有更高的 AUC（0.959 *vs.* 0.886），并提示增加 MR 变量可以提高 D'Amico 分层方案的性能[41]。

六、总结

近年来，人工智能在前列腺癌磁共振方面的研究呈现急速上升的趋势，尤其是在病灶的识别和分类上，这可能是由于其在降低观察者间差异性、减轻临床医师工作负担及降低工作成本方面的巨大优势；在其他方面已发表的研究较少。目前的研究仍然存在数据集较小等不足，未来亟待更多的数据纳入研究。

（张倩雯　景国东　汤　珺　许雨锶）

第三节　人工智能在前列腺癌核医学
中的研究进展

随着 PSMA 特异性探针的应用推广，以 ^{68}Ga - PSMA PET - CT 为主角的前列腺癌核医学检查继 CT、MRI 等常规检查之后，逐渐走向舞台中央。近年来，基于深度学习的影像组学研究方兴未艾。人工智能和影像组学为核医学在前列腺癌的诊断和治疗中开辟了新的视角。本节重点介绍人工智能在前列腺癌核医学 PSMA 影像学检查方面的应用。

一、人工智能在筛查中的应用

^{68}Ga - PSMA PET - CT 对诊断前列腺癌原发灶和转移灶具有高度的特异性和敏感性，但约 10% 的原发癌灶在 ^{68}Ga - PSMA PET - CT 图像上呈隐匿表现，基于机器学习的图像组学可能对隐匿癌灶的诊断有所帮助，进一步提高对隐匿癌灶筛查的准确度。

Yi 等[42]对 ^{68}Ga - PSMA PET - CT 阴性的隐匿癌灶进行了回顾性研究，接受

^{68}Ga-PSMA PET-CT 检查并在两个不同机构的 PSMA-PET 图像呈阴性的前列腺癌患者,其中包括:机构 1(2017—2020 年,包括 39 名前列腺癌患者和 25 名非癌患者)数据纳入训练集,机构 2(2019—2020 年,包括 21 名前列腺癌患者和 15 名非癌患者)数据纳入测试集。从早期 PET-CT 图像、延迟 PET-CT 图像以提取组学特征,建立三个随机森林(RF)模型,进行 10 倍交叉验证。比较测试集 RF 模型和 PSA 密度(prostate specific antigen density,PSAD,截值为 0.15 ng/mL^2)的 ROC 的曲线下面积(AUC)。结果发现,3 个 RF 模型的 AUC 分别为 0.903、0.856 和 0.925,均显著高于 PSAD 的 0.662(P=0.007、0.045 和 0.005)。

Zamboglou 等[43]将纳入的 72 名患者分为前瞻训练集(n=20)和外部验证集(n=52),根治术前均接受^{68}Ga-PSMA-11 PET-CT 检查,以术后取病理为金标准,探索基于^{68}Ga-PSMA-11 PET-CT 的放射组学特征在视觉诊断前列腺癌遗漏病灶中的诊断价值。结果发现,在训练集 60%(12/20)的患者中,视觉诊断共遗漏了 134 个癌灶,其中 75% 具有临床意义(ISUP>1),漏诊癌灶的中位直径为 2.2 mm。154 种放射组学特征中的 2 种表现出色,ROC 的 AUC 高达 0.93。在验证集 50%(26/52)的患者中,77% 的遗漏病灶具有临床意义,验证集中 2 种放射组学特征的敏感性均高于 80%。

二、人工智能在病灶性质鉴别和解剖定位中的应用

Capobianco 等[44]将 173 名受试者分为训练集(n=121)和测试集(n=52),分别训练和测试卷积神经网络对^{68}Ga-PSMA-11 PET-CT 图像中疑似癌灶性质和解剖位置的诊断能力。根据 PROMISE-miTNM 框架,评价卷积神经网络和专家对 N 分期及 M 分期诊断的一致性。结果发现,通过四重交叉验证,与专家评估相比,测试集定性诊断疑似癌灶的平均准确率为 80.4%(95%CI,71.1%~87.8%),对疑似癌灶解剖部位分类定位的准确率为 77.0%(95%CI,70.0%~83.4%),对 N 分期诊断的一致率为 81.0%,对 M 分期诊断的一致率为 77.0%。这表明,在全身^{68}Ga-PSMA-11 PET-CT 影像诊断中,经过训练的卷积神经网络与专家评估在病灶定性和定位方面表现出良好的一致性。

三、人工智能在前列腺癌 Gleason 评分预测中的应用

Solari 等[45]回顾性分析 101 例前列腺癌患者的根治术前^{68}Ga-PSMA-11 PET/MRI 影像资料,根据术后 ISUP 将患者分为三类:1~3 级、4 级和 5 级,提取 9 种模型组合的组学特征:4 种单模态模型(PET、T1W、T2W、ADC)、3 种双模态

模型（PET＋T1W、PET＋T2W、PET＋ADC）、2 种基线模型（临床数据模型、图像数据模型）进行六层交叉验证并比较各模型间差异，探索最佳模型预测 GS 的一致率。结果显示，所有单模态模型一致率间虽无显著差异，但均优于 2 种基线模型。最佳模型为 PET＋ADC（82％±5％），它显著优于其他双模态模型（PET＋T1W 74％±5％，$P＝0.026$；PET＋T2W 71％±4％，$P＝0.003$）和单通道模型（PET 75％±5％，$P＝0.042$；T1W 73％±2％，$P＝0.002$；T1W 76％±6％，$P＝0.003$），仅 ADC 模型除外（$P＝0.138$）。此外，PET＋ADC 模型在预测术后 GS 方面较穿刺 GS 更优（82.5％ vs. 72.4％）。这表明，在预测 GS 方面，PSMA PET 组学联合 ADC 组学可互为补充。

四、人工智能在骨及淋巴结转移灶诊断中的应用

骨骼和淋巴结为前列腺癌转移最常见的靶组织。Zhao 等[46]收集 3 个医疗中心共 193 例转移性前列腺癌患者的 ^{68}Ga－PSMA－11 PET－CT 图像，利用深度神经网络模型检测盆骨和淋巴结转移灶。结果显示，该模型检测骨转移灶的阳性预测值达 99％，灵敏度达 99％，检测淋巴结转移灶的准确率为 94％，F1 得分为 89％。但在需要手动勾画和测量的复杂可疑病灶诊断方面，该模型的诊断力尚显不足，还需人工解读和诊断的大量训练数据以建立更加稳定的数据库。

Acar 等[47]的研究回顾了 75 例前列腺癌骨转移患者治疗后的 ^{68}Ga－PSMA PET－CT 图像，对尚存 PSMA 阳性转移灶及无 PSMA 表达的硬化灶进行纹理分析，比较两类病灶的 ^{68}Ga－PSMA PET－CT 纹理特征的差异。进一步探索决策树、判别分析（discriminant analysis）、支持向量机（support vector machine，SVM）、K－最近邻（K－nearest neighbor，kNN）、集成分类器（ensemble classifier，EC）等机器学习常用参数的效能。结果发现在 35 个纹理分析参数中的 28 个对两类病灶鉴别价值，其中加权 kNN 的曲线下面积为 0.76，GLZLM（gray level zone length matrix）和基于直方图的峰度曲线在鉴别两类病灶中也表现出优异的效能。这说明，深度机器学习的 ^{68}Ga－PSMA PET－CT 图像纹理分析，在前列腺癌骨转移灶中具有良好的鉴别能力。

五、人工智能在风险分级中的应用

对前列腺癌患者进行风险分级是临床治疗前的必要工作，风险分级直接影响临床决策。Cysouw 等[48]的一项前瞻性队列研究纳入了 76 例中高危前列腺癌患者，在根治术前对每例患者进行 ^{18}F－DCFPyL PET－CT 检查，并提取 480 个标准

化放射组学参数及常规 PET - CT 参数(SUV、PSMA - TV、TL - PSMA 等摄取体积参数),评估这些参数在预测淋巴结或远处转移、高 Gleason 评分方面的价值。通过深度机器学习,建立和训练随机森林模型,以预测是否发生淋巴结受累(LNI)、淋巴结或远处转移、Gleason 评分≥8 分、包膜外侵犯(ECE)等病理事件。经 50 次 5 倍交叉验证,结果发现,该模型预测 LNI 的 ROC 曲线的 AUC 为 0.86 ± 0.15($P<0.01$),淋巴结或远处转移的 AUC 为 0.86 ± 0.14($P<0.01$),Gleason 评分≥8 的 AUC 为 0.81 ± 0.16($P<0.01$),ECE 的 AUC 为 0.76 ± 0.12($P<0.01$),且常规 PET - CT 最优参数的 AUC 低于基于放射组学参数的 AUC。同时发现,预测 LNI 和淋巴结或远处转移时,部分容积效应和容积勾画高阈值可提高模型的稳定性。

Papp 等[49]的单中心前瞻性研究(NCT02659527)纳入了 2014—2015 年行 ^{18}F - FMC 和 ^{68}Ga - PSMA - 11 双探针 PET - MRI 检查,再行根治性前列腺切除术的 52 例患者。他们收集了 ^{68}Ga - PSMA - 11 PET、ADC 和 T2WI 等常规参数和放射组学参数,通过机器学习,建立前列腺癌风险预测模型(model of low/high,MLH)。此外,通过 MLH、PSA、临床分期,建立生化复发(model of biochemical recurrence,MBCR)及患者总体风险(model of overall patient risk,MOPR)预测模型。使用 1 000 倍蒙特卡洛交叉验证对所建立模型进行效能评估。结果显示 MLH 模型 ROC 的 AUC 为 0.86,显著高于 ^{68}Ga - PSMA - 11 PET - MRI SUV_{max} 的 0.80。交叉验证结果显示,MBCR 和 MOPR 模型 ROC 的 AUC 分别为 0.90 和 0.94;两者的准确率显著高于 PSA、活检 Gleason 评分和 TNM 分期等临床参数联合预测 BCR 和 OPR 的准确率(分别为 89% $vs.$ 69%,91% $vs.$ 70%)。

这表明,基于 PET - MRI 放射组学的机器学习对提高前列腺癌患者的风险分类或有革命性意义,有望成为辅助临床的"影像活检"。

六、人工智能技术在前列腺癌放射性核素治疗中的应用

Roll 等[50]的研究纳入了 21 例转移性去势抵抗前列腺癌(mCRPC)患者,这些患者在 ^{177}Lu - PSMA 治疗之前均接受了 ^{68}Ga - PSMA - 11 PET - MRI 检查,且提取了 PET - MRI 放射组学特征。结果显示,21 例患者中的 8 例对 ^{177}Lu - PSMA 治疗显效(PSA 下降>50%),10 个放射组学特征在鉴别治疗显效与非显效患者价值较高,且治疗显效者总生存时间较无效者更长($P=0.003$)。这项研究证明了基于人工智能的 ^{68}Ga - PSMA - 11 PET - MRI 影像组学在 ^{177}Lu - PSMA 治疗前筛选潜在的适应人群有较好的应用价值。

七、人工智能技术在前列腺癌核医学中的优势

基于人工智能的核医学影像组学从图像中提取客观特征,降低了数据的冗余程度,客观性、可重复性高。排除组织器官的生理性摄取对病灶的掩盖,降低漏诊率,提高了诊断的准确性。提高了前列腺疾病的分类的效率,尤其是良恶性病灶的鉴别等临床关切。

把核医学医师从繁复的工作中解放出来,优化诊断流程,提高了工作效率。赋予核医学医师更高的诊断信心,降低了不同诊断水平的医师或中心间诊断的不一致率。与实验室检查、形态学、基因检测等参数联合诊断可能会进一步提高准确性。数据的积累和算法的迭代,对诊断经验有所继承,便于迅速推广铺开。有助于多中心统一标准、细化分工、协同科研和临床工作。

（程　超　温健男）

第四节　人工智能在前列腺癌影像学
检查中的算法特点及展望

随着科技的进步,计算机视觉与生活变得密不可分,逐渐占据我们日常生活中越来越重要的部分。人工智能技术可以利用不同算法对前列腺癌的数字化图像进行特征识别和选取,同时这些在计算能力上的进步也允许更广泛和更复杂的深度学习模型在大型数据集上训练,可以辅助医师进行临床诊疗,使解决临床问题更高效,更准确。本章节将对人工智能技术在前列腺癌影像学检查中常用的算法进行总结和展望。

人工智能包含多种技术,最终目标是计算模拟人类智能。机器学习是人工智能的一个分支,偏重于通过使用数学算法识别数据中的模式来进行预测。深度学习是机器学习的一个亚组,专注于利用受大脑神经结构启发的多层神经网络算法进行预测。

一、机器学习

机器学习(ML)是数据科学的一个分支,也是人工智能的一个分支,基于算法的开发和训练,计算机可以基于 ML 从数据中学习并执行预测,无须预先进行

特定的编程。机器学习通常可以分为 4 类：① 监督学习，在放射学中使用最多，它在学习过程之前依赖于训练数据标签；② 无监督学习，其特点是没有初步的人类对数据类别的划分；③ 半监督学习，使用大量的未标记数据，以及同时使用标记数据，来进行模式识别工作；④ 强化学习，算法可得到持续的反馈，从错误和成功中学习，远高于人类通过经典统计分析所能达到的效率。这些大型数据集已被分析，以获得有用的临床信息，如与其他生物标志物的相关性、患者预后或治疗结果。图 7 - 6 展示了各种监督学习技术在医疗应用中的使用情况，可见 SVM 和神经网络使用频率远高于其他监督学习技术。

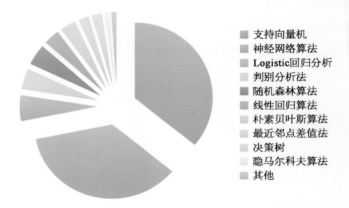

图 7 - 6　Pubmed 中医学文献使用的机器学习算法

前列腺癌作为男性最常见的恶性肿瘤之一，主要依据穿刺病例结果进行确诊，但影像学检查会为前列腺癌提供重要参考价值，特别是对前列腺癌临床分期提供重要信息，MRI 影像学检查在前列腺癌的诊断中发挥的作用不言而喻。目前，前列腺 MRI 放射分析的典型 ML 后处理管道[51]通常包括以下几种。

（1）mpMRI 检查：T2 加权序列，扩散加权成像伴表观扩散系数和动态对比增强序列。

（2）通过勾画感兴趣区域进行图像分割，可包括整个腺体体积、一个特定区域或一个或多个病变区域。

（3）图像预处理：体素灰度值归一化（当使用非定量图像时，如 T2 加权、DWI 或 DCE 序列），分解滤波，用于创建额外的可挖掘数据（如高斯拉普拉斯变换）。

（4）从 ROI 中提取特征：形状、直方图和纹理（二阶特征）参数。

（5）整合放射数据与临床数据，实验室数据，预后数据，以及基因组数据。

（6）特征选择与感兴趣的类别有关。

（7）算法训练与测试。

（8）使用外部数据集进行验证。

支持向量机算法应用较广，可以用于前列腺癌病灶的检测、分级、分类、生化复发预测等。

Ayyad 等学者[52]使用了支持向量机（SVM）、随机森林（RF）、决策树（DT）和线性判别分析（LDA）分类模型，以研究不同特征集对识别前列腺腺癌的影响。经过验证，各种分类模型的结果如图所示，SVM 分类模型和组合特征集的诊断结果表明，系统在对不同类型特征集进行集成和减少后，与单个特征集和其他机器学习分类器相比，获得了更高的诊断性能。此外，该文构建的无创计算机辅助诊断系统集成了 MR 扩散加权和 T2 加权两种成像模式，可以区分恶性和良性前列腺病灶，采用 10 倍和 5 倍交叉验证，所开发的诊断系统具有一致的诊断性能，验证了所开发系统的可靠性、泛化能力和鲁棒性（表 7 - 2）。

表 7 - 2　不同分类器比较分类精度（%）、灵敏度（%）、特异性（%）和 AUC 的实验结果

分类器	准确度	灵敏度	特异性	AUC
SVM	85.18 ± 1.04	78.38 ± 1.44	91.03 ± 1.49	$0.847\ 1\pm0.010\ 3$
RF	83.86 ± 1.5	77.78 ± 2.47	90.96 ± 2.31	$0.843\ 7\pm0.014\ 7$
DT	81.46 ± 1.97	77.93 ± 2.88	84.50 ± 3.72	$0.812\ 1\pm0.019$
LDA	83.00 ± 0.93	$75.68\pm e$	89.30 ± 1.54	$0.824\ 9\pm0.007\ 7$

注：AUC 以均值＋标准差计算，其中 e 表示 1×10^{-5}。SVM：支持向量机；RF：随机森林；DT：决策树；LDA：线性判别分析。

另有 Naik 等学者[53]基于 SVM、kNN、RF、DT、逻辑回归、XGBOOST 六种分类器构建了前列腺侵袭性相关的五种生物学特征［Ki67、S100、ECE、神经周围浸润（PNI）和手术切缘（SM）］的机器学习放射学模型，通过 ROC 曲线评估模型的诊断效率，并通过 AUC 进行量化。根据 AUC 值，RF 分类器的性能最好（AUC），可作为 Ki67、S100、ECE、PNI 的预测模型（Ki67=0.87，S100=0.80，ECE=0.85，PNI=0.82），SVM 可以作为 SM 的最优分类器（AUC=0.77）。基于 mpMRI 的放射组学模型具有预测生物学特征的潜力，有望成为评估前列腺癌风险分层的无创方法。

二、深度学习

深度学习（DL）是 ML 的一种特殊形式，使计算机能够从经验中学习，并根据

概念的层次结构来理解环境,其中在医学成像上的主要应用是计算机视觉。这种方法的结构是为了在一定程度上模仿人类的神经结构。在医学影像学分析领域的应用,DL 的工作原理主要是将数据转化为特征向量,由其体素衍生出特征向量,构成网络的输入神经元。在算法的输入层和输出层之间,可以实现数量可变的隐含层,也由神经节点组成,具有不同的结构。每个节点用一个数值表示,与其他层中具有不同强度(或权值)的节点连接,导致输出神经元编码最终结果。用于前列腺癌 MRI 放射分析的典型 DL 后处理管道通常包括以下几种。

(1) mpMRI 检查:T2 加权序列,DWI 伴 ADC 和 DCE 序列。

(2) 根据期望的分类输出,对感兴趣区域或整个图像进行标注。

(3) 算法训练与测试。

(4) 对外部种群的验证。

Polymeri 等学者[54]开发了一种 DL 算法,通过对 100 例患者的手动分割 CT 图像进行 DL 算法关于前列腺体积定量的训练,可在 PET - CT 上对前列腺自动定量,自动和手动体积分割之间的 Sørensen - Dice 指数(SDI)分别为 0.78 和 0.79。另有 Li 等学者[36]尝试建立一种 DL 模型,使用 mpMRI 和病理学数据以提高前列腺癌的诊断能力,该模型可以独立进行前列腺癌的独立分割、分类,并提取腺体和癌性区域。随后使用独立测试数据集($n = 200$)进行性能检测,结果显示:① 放射科医师的 DL 模型辅助诊断明显高于无辅助诊断($P < 0.05$);② DL 模型的诊断性能高于初级放射科医师,可以提高初级和高级放射科医师的前列腺癌诊断准确性。

(一) 卷积神经网络

卷积神经网络(convolutional neural networks,CNN)作为一种深度学习网络,用于处理具有自然空间不变性的数据(如图像等),目前已经成为计算机视觉领域的核心。近年来,深度卷积神经网络(deep convolutional neural networks,DCNN)在计算机辅助诊断(CAD)的数字化图像分析中被证明具有很高的效率。DCNN 允许从前列腺癌的数字化图像中自动提取图像特征,现在多用于根据 MRI 对前列腺癌和良性组织进行分类。

基于 CNN 的原理及特性,CNN 在前列腺癌的影像学检查(如 MRI)、核医学中均有广泛的应用,可以用于前列腺癌的病灶检测、分类、自动分割、转移等多方面。

Ishioka 等学者[55]开发了一种具有深度学习架构的计算机辅助诊断算法,可在 MRI 上检测前列腺癌。该研究团队使用通过活检确认的"癌症"与"非癌症"

的 MR 图像训练 CNN,并使用两个评估数据集显示最佳诊断精度的 CAD 算法,分析未用于评估的数据集,并进行接收器工作曲线分析。最终得出结论,该算法可以估计目标活检可能检测到癌症的区域,并在执行过程中减少被误诊为癌症的患者数量。

1. U-Net　U-Net 网络是一个基于 CNN 的图像分割网络,主要用于医学图像分割,网络最初提出时是用于细胞壁的分割,之后在肺结节检测及眼底视网膜上的血管提取等方面都有着出色的表现。目前,在前列腺癌影像学检查可以应用于前列腺癌病灶的检测、自动分割、体积定量、转移等领域。上文中已经介绍过 Schelb 等学者[35]使用 T2 加权和扩散加权对深度学习系统 U-Net 进行训练后与临床前列腺癌成像报告和数据系统的性能对比,结果显示两者具有相似的评估临床显著性前列腺癌的能力。

另有 Hiremath 等[56]使用拟合单指数函数的扩散加权成像 ADCm,采用深度学习架构(U-Net)来研究 U-Net 在临床显著前列腺癌的切片和病变水平识别和分割中的短期测试-重测试重复性。训练数据集包括 112 名在同一天进行两次前列腺 MRI 检查的前列腺癌患者。两个基于 U-Net 的 CNN 使用这个数据集进行训练。经过三次交叉验证并评估系统性能和重复性。结果显示,对于切片和病变水平检测,基于 U-Net 架构的 CNN 内部相关系数(ICC)在 0.80～0.83,一致性为66%～72%,DIC 相似系数(DSC)为 0.68～0.72。

2. GoogLeNet　GoogLeNet 是 2014 年 ILSVRC 图像分类算法的优胜者,是首个以 Inception 模块进行堆叠形成的大规模卷积神经网络,相比于之前的 AlexNet、VGG 等结构,GoogLeNet 能更高效地利用计算资源,在相同的计算量下能提取到更多的特征,从而提升训练结果。GoogLeNet 在前列腺癌影像学检查中主要用于骨转移识别,前列腺癌的早期检测。Abbasi 等[57]采用鲁棒深度学习卷积神经网络(CNN),利用迁移学习方法,将结果与各种机器学习策略(决策树、SVM不同核函数、贝叶斯)进行比较,并利用肿瘤 MRI 数据库训练 GoogLeNet 模型,训练机器学习分类器,提取形态学、基于熵的、纹理、SIFT(scale invariant feature transform)和椭圆傅里叶描述子等各种特征。效能评价结果显示:① 使用迁移学习方法的 CNN 模型(GoogleNet)获得了最大的性能。② 使用各种机器学习分类器,如决策树、支持向量机 RBF 核和贝叶斯,效果良好,但使用深度学习技术更加优秀。

(二) 人工神经网络

人工神经网络(artificial neural network,ANN)是由大量处理单元互联组成的非线性、自适应信息处理系统。基于 ANN 的属性和原理，ANN 在前列腺癌的诊疗全程中应用范围广，包括诊断、风险预测、预后模型等，但在影像学检查中的应用相对较少，主要应用于前列腺癌的预测、骨转移、病灶检测。Bagher 等学者[58]构建了一种 ANN，可以对正常前列腺组织（normal prostatic gland tissues，NT）和前列腺内关键病变（dominant intraprostatic lesions，DIL）进行分类，排列检验结果表明，用于训练的判别特征是可靠和有效的。

三、人工智能技术在前列腺癌影像学检查的挑战与展望

随着精准医疗时代的到来，包括基因组、转录组、影像学和组织病理学数据在内的多种数据类型的可用性和整合性不断提高。多个数据类型的集成相比于单个数据类型处理起来要复杂得多，数据解释也更占用资源，需要能从大量复杂特征中学习的建模算法[59]。基于该时代背景，AI 在医疗领域得以飞速发展。近几年，在癌症检测和诊断领域中，使用 ML 算法进行自动化处理已经愈发普遍，也有不少研究显示出 AI 的表现与专业人员相当甚至优于专业人员[60,61]：在病理组织的分级及 MRI 的阅读上，AI 可以改善由技术人员的专业水平和主观性造成的误差，提高了结果的可重复性，也提供了相比于人类更快的反应时间，同时处理多种数据的能力，很大程度地提高了医疗效能。在过去几年，多数 AI 相关研究存在着数据来自单中心的不足，但近几年随着 AI 在医疗领域的广泛使用，许多研究来自不同中心，极大地提高了试验的丰富性和可信性。

但是 AI 的应用仍然存在许多不足。首先，现在大多数研究属于回顾性研究、单中心研究，对于真实场景的应用也仍需要更多的验证。其次，AI 的训练需要大量鲁棒性良好的优良数据的支持，因此对于数据的选择非常重要，数据的来源、数据的类型（图片、文本、视频），以及后续筛选和转换的标准都是需要克服的困难。再次，现在许多研究的样本量仍然相对较小，面对更多样本时，AI 是否仍然保持较高的准确率还需要进一步证实。最后是伦理问题，大量临床数据涉及了患者的隐私，如何保护和使用这些数据仍需要更多的政策进行支持和限制[62,63]。Chen 等学者[64]提出，AI 在现实生活中的实施还将面临质量控制与法律法规问题，未来如果 AI 在临床上发生事故，责任人究竟是算法开发人员还是医师是个值得深思的问题。而关于 AI 的可解释性——如何将某一特征进行数学量化以解释 AI 的预测结果，许多临床医师能够使用 AI 却很难理解其原理，"黑盒子效应"的存在使得 AI 的使用更具经验性而非理论性[65]。

最后，我们必须认识到目前 AI 只能处于辅助诊断的地位，尽管我们使用了多

种 DL 方法利用基因组、转录组、影像学及组织病理学等数据应用于临床上肿瘤的诊疗过程，以优化肿瘤的诊断、预后、治疗等，但我们仍需认识到，直至目前，人类的干预依然是肿瘤学的关键，AI 的目标不是超越或取代人类，而是作为临床辅助诊疗工具，帮助疾病的研究和患者的健康管理，绝不能过于依赖 AI。

（柳文强　张倩雯　景国东　郝　强）

第五节　人工智能前列腺癌影像学研究范例及操作流程

　　MRI 在前列腺癌影像诊断方面越来越受到认可，为了改善 MR 影像诊断的标准化和系统化，欧洲泌尿外科学会于 2012 年提出了 PI‐RADS，此后不断更新，分别于 2015 年和 2019 年提出了 PI‐RADS v2.0 和 PI‐RADS v2.1。PI‐RADS 的提出将 MR 影像的采集和解释流程标准化，有效提高了 MRI 结果的可重复性，改善了 MRI 和 MRI 靶向活检的准确率。PI‐RADS v2.1 具体评分标准如图 7‐7 所示。U‐Net 则发表于 2015 年，是在卷积神经网络基础上提出的一种分割网络，在医学影像分割领域有很广大的前景。

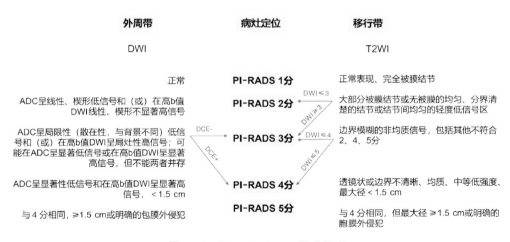

图 7‐7　PI‐RADS v2.1 评分标准

　　为了评估深度学习辅助诊断的潜力，这项发表于 2019 年的研究将 PI‐RADS 与 U‐Net 在检测和分割临床显著性前列腺癌（clinically significant prostate cancer， csPCa)可疑病灶上的性能进行对比,下面将简要介绍这项研究。

一、数据获取及模型构建

研究用到的 MRI 数据来自 2015 年 5 月至 2016 年 9 月在该研究中心进行磁共振成像及经磁共振-经直肠超声融合靶向穿刺活检的 312 名男性,排除了有前列腺癌治疗史(包括激素治疗、放疗、前列腺癌根治术和局部治疗),以及 MRI 检查前 6 个月内进行过穿刺活检,MRI 数据不完整或存在严重伪影的病例,具体流程如图 7-8 所示。研究过程采用 3.0T MRI 系统(Prisma;Siemens Healthcare, Erlangen Germany)进行检查,使用标准多通道体线圈和集成脊柱相控阵线圈,采集 T2 加权、弥散加权和动态对比材料增强 MRI。8 名经认证的放射科医师对 mpMRI 进行 PI-RADS 解释,大多数病例使用 PI-RADS v2.0,更早的病例使用 v1.0。

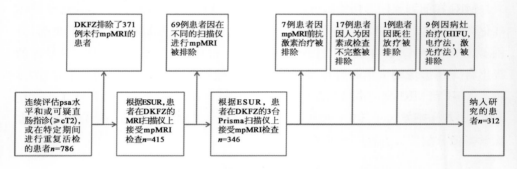

图 7-8 患者排纳流程

注:特定期间:2015.06—2016.09;DKFZ:German Cancer Research Center,德国癌症研究中心;ESUR:European Society of Urogenital Radiology,欧洲泌尿生殖放射学会;PSA:prostate-specific antigen,前列腺特异性抗原;mpMRI:multiparametric MRI,多参数磁共振成像;HIFU:high-intensity focused ultrasound,高强度聚焦超声

之后的研究分为以下几个步骤:病灶和前列腺分割、预处理和图像配准、模型构建、联合病理学对模型进行映射及模型校准。

1. 病灶和前列腺分割 研究者(至少进行 6 个月专业知识的学习)与放射科医师(具有至少 3 年前列腺 MRI 经验)共同监督协商,根据临床报告回顾性使用开源 MITK 软件的工具分别在轴向 T2 加权、扩散加权图像及表观系数图上绘制感兴趣的三维体积。

2. 预处理和图像配准 研究者使用 Mattes 互信息准则(Mattes mutual information criterion)对图像进行预处理,使用 Simple ITK 工具箱进行配准,仿射配准使用手动生成的前列腺分割结果。

3. 模型构建　研究者使用改进的二维 U－Net 作为网络架构,将每个体素分割成 csPCa、正常显示的前列腺组织和背景类,U－Net 输出为这些类在体素基础上总和为一的概率。U－Net 架构、训练和评估过程,以及初始网络设置可以查阅原始文献,在此不作赘述。

4. 联合病理学对模型进行映射　研究者将组织病理学信息,包括 PI－RADS 病灶之外的 csPCa 的信息、六点系统和靶向穿刺病灶组织病理学结果,整合到一个总参照中,以解释在放射科医师识别的 MRI 病变之外发现的组织病理学 csPCa 病灶。

5. 模型校准与统计分析　研究者从基于六分仪的交叉验证分析中选择与 PI－RADS 截止点的临床表现最匹配的 U－Net 概率阈值。然后将相同的概率阈值应用于测试和基于患者的分析,以评估与 PI－RADS 评估相比的稳定性。研究者使用 Dice 指数———一种常用的空间重叠指数,分别比较扩散加权成像、T2W 和组合的手动和 U－Net 自动分割情况。研究者将 U－Net 前列腺分割导出为 csPCa 和正常前列腺组织类的概率总和大于背景类的概率总和的体素,以进一步评估分割的一致性,使用 Dice 系数分布的方框图以评价重叠病变的一致性质量。

整体研究过程的统计分析采用编程语言 Python(版本 2.7.12)和 R(版本 3.5.1)进行,以 $P \leqslant 0.05$ 视为具有统计学意义。使用 Holm 方法(30)调整所有 P 值以进行多次比较。

二、总结

实践过程中,AI 可以降低观察者间变异性,提高整体诊断效能。在这项研究中,研究者将深度学习与双参数 MRI 结合辅助放射科医师进行诊断,并使用基于穿刺的组织学映射以提高精准度。经过训练后,AI 的性能与 8 位使用 PI－RADS 评分系统的放射科医师比较,在检测 csPCa 上,两者的性能相当(敏感性 88% vs. 92%,特异性 50% vs. 47%,两者差别无统计学意义);两者对于病变检测的一致性提高了测试集中 csPCa 的阳性预测值,阴性预测值则保持不变。

不过,本研究存在的不足在于是一个单中心回顾性研究。未来优化人工智能时,可以考虑使用来自更多、更大的数据集进行训练以达到更好的效果;进行前瞻性试验来测试其在临床场景中应用的可靠性;纳入更多的临床信息,如临床病史、实验室检查等,以提高可信性。

(许雨锶　柳文强　汤　珺)

参考文献

[1] Sekine H, Oka K, Takehara Y. Transrectal longitudinal ultrasonotomography of the prostate by electronic linear scanning[J]. The Journal of Urology, 1982, 127(1): 62 – 65.

[2] Li Y, Tang J, Fei X, et al. Diagnostic performance of contrast enhanced ultrasound in patients with prostate cancer: a meta-analysis[J]. Academic Radiology, 2013, 20(2): 156 – 164.

[3] Epstein J I, Egevad L, Amin M B, et al. The 2014 international society of urological pathology (ISUP) consensus conference on gleason grading of prostatic carcinoma: definition of grading patterns and proposal for a new grading system[J]. The American Journal of Surgical Pathology, 2016, 40(2): 244 – 252.

[4] Borghesi M, Ahmed H, Nam R, et al. Complications after systematic, random, and image-guided prostate biopsy[J]. European Urology, 2017, 71(3): 353 – 365.

[5] Hossack T, Patel M I, Huo A, et al. Location and pathological characteristics of cancers in radical prostatectomy specimens identified by transperineal biopsy compared to transrectal biopsy [J]. The Journal of Urology, 2012, 188(3): 781 – 785.

[6] Patel A R, Jones J S, Rabets J, et al. Parasagittal biopsies add minimal information in repeat saturation prostate biopsy[J]. Urology, 2004, 63(1): 87 – 89.

[7] Rebello R J, Oing C, Knudsen K E, et al. Prostate cancer[J]. Nature Reviews. Disease Primers, 2021, 7(1): 9.

[8] Schlemmer H-P, Krause B J, Schütz V, et al. Imaging of prostate cancer[J]. Deutsches Arzteblatt International, 2021, 118(42): 713 – 719.

[9] Corcoran N M, Hong M K H, Casey R G, et al. Upgrade in gleason score between prostate biopsies and pathology following radical prostatectomy significantly impacts upon the risk of biochemical recurrence[J]. BJU International, 2011, 108(8 Pt 2): E202 – 210.

[10] Mottet N, Van Den Bergh R C N, Briers E, et al. EAU-eanm-estro-esur-siog guidelines on prostate cancer-2020 update. part 1: screening, diagnosis, and local treatment with curative intent[J]. European Urology, 2021, 79(2): 243 – 262.

[11] Costa D N. Multiparametric MRI of the prostate: beyond cancer detection and staging[J]. Radiology, 2021, 299(3): 624 – 625.

[12] Ghafoor S, Burger I A, Vargas A H. Multimodality imaging of prostate cancer[J]. Journal of Nuclear Medicine: Official Publication, Society of Nuclear Medicine, 2019, 60(10): 1350 – 1358.

[13] Becerra M F, Alameddine M, Zucker I, et al. Performance of multiparametric mri of the prostate in biopsy naïve men: a meta-analysis of prospective studies[J]. Urology, 2020, 146: 189 – 195.

[14] Sathianathen N J, Omer A, Harriss E, et al. Negative predictive value of multiparametric magnetic resonance imaging in the detection of clinically significant prostate cancer in the prostate imaging reporting and data system era: a systematic review and meta-analysis[J]. European Urology, 2020, 78(3): 402 – 414.

[15] Johnson D C, Raman S S, Mirak S A, et al. Detection of individual prostate cancer foci via multiparametric magnetic resonance imaging[J]. European Urology, 2019, 75(5): 712 – 720.

[16] Kasivisvanathan V, Rannikko A S, Borghi M, et al. MRI-targeted or standard biopsy for prostate-cancer diagnosis[J]. The New England Journal of Medicine, 2018, 378(19): 1767 – 1777.

[17] Bonekamp D, Jacobs M A, El-Khouli R, et al. Advancements in mr imaging of the prostate: from diagnosis to interventions[J]. Radiographics: A Review Publication of the Radiological Society of North America, Inc, 2011, 31(3): 677 – 703.

［18］　王良.前列腺影像报告和数据系统(PI-RADS v2.1)解读［J］.中华放射学杂志,2020(4)：273－278.

［19］　Razek A A K A, El-Diasty T, Elhendy A, et al. Prostate imaging reporting and data system (pi-rads)：what the radiologists need to know? ［J］. Clinical Imaging, 2021, 79：183－200.

［20］　Tamada T, Kido A, Yamamoto A, et al. Comparison of biparametric and multiparametric MRI for clinically significant prostate cancer detection with PI-RADS version 2.1［J］. Journal of Magnetic Resonance Imaging：JMRI, 2021, 53(1)：283-291.

［21］　Junker D, Steinkohl F, Fritz V, et al. Comparison of multiparametric and biparametric MRI of the prostate：are gadolinium-based contrast agents needed for routine examinations? ［J］. World Journal of Urology, 2019, 37(4)：691－699.

［22］　Patel N U, Lind K E, Garg K, et al. Assessment of PI-RADS v2 categories ⩾3 for diagnosis of clinically significant prostate cancer［J］. Abdominal Radiology (New York), 2019, 44(2)：705－712.

［23］　Wetterauer C, Winkel D J, Federer-Gsponer J R, et al. Structured reporting of prostate magnetic resonance imaging has the potential to improve interdisciplinary communication［J］. PloS One, 2019, 14(2)：e0212444.

［24］　Rhee H, Thomas P, Shepherd B, et al. Prostate specific membrane antigen positron emission tomography may improve the diagnostic accuracy of multiparametric magnetic resonance imaging in localized prostate cancer［J］. The Journal of Urology, 2016, 196(4)：1261－1267.

［25］　Maurer T, Gschwend J E, Rauscher I, et al. Diagnostic efficacy of (68)gallium-PSMA positron emission tomography compared to conventional imaging for lymph node staging of 130 consecutive patients with intermediate to high risk prostate cancer［J］. The Journal of Urology, 2016, 195(5)：1436－1443.

［26］　Pyka T, Okamoto S, Dahlbender M, et al. Comparison of bone scintigraphy and 68Ga-PSMA PET for skeletal staging in prostate cancer［J］. European Journal of Nuclear Medicine and Molecular Imaging, 2016, 43(12)：2114－2121.

［27］　Fendler W P, Calais J, Eiber M, et al. Assessment of ^{68}Ga-PSMA-11 PET accuracy in localizing recurrent prostate cancer：a prospective single-arm clinical trial［J］. JAMA Oncology, 2019, 5(6)：856－863.

［28］　Baratto L, Song H, Duan H, et al. PSMA- and grpr-targeted pet：results from 50 patients with biochemically recurrent prostate cancer［J］. Journal of Nuclear Medicine：Official Publication, Society of Nuclear Medicine, 2021, 62(11)：1545－1549.

［29］　Iravani A, Mitchell C, Akhurst T, et al. Molecular imaging of neuroendocrine differentiation of prostate cancer：a case series［J］. Clinical Genitourinary Cancer, 2021, 19(4)：e200－e205.

［30］　Dos Santos G, García Fontes M, Engler H, et al. Intraindividual comparison of ^{68}Ga-dotatate PET/CT vs. 11c-choline PET/CT in patients with prostate cancer in biochemical relapse：in vivo evaluation of the expression of somatostatin receptors［J］. Revista Espanola De Medicina Nuclear E Imagen Molecular, 2019, 38(1)：29－37.

［31］　Kesch C, Yirga L, Dendl K, et al. High fibroblast-activation-protein expression in castration-resistant prostate cancer supports the use of fapi-molecular theranostics［J］. European Journal of Nuclear Medicine and Molecular Imaging, 2021, 49(1)：385－389.

［32］　Rowe S P, Pienta K J, Pomper M G, et al. PSMA-rads version 1.0：a step towards standardizing the interpretation and reporting of PSMA-targeted PET imaging studies［J］. European Urology, 2018, 73(4)：485－487.

［33］　Ceci F, Oprea-Lager D E, Emmett L, et al. E-PSMA：the EANM standardized reporting guidelines v1.0 for PSMA-PET［J］. European Journal of Nuclear Medicine and Molecular Imaging, 2021, 48(5)：1626－1638.

［34］ Yang X, Liu C, Wang Z, et al. Co-trained convolutional neural networks for automated detection of prostate cancer in multi-parametric MRI[J]. Medical Image Analysis, 2017, 42: 212 - 227.

［35］ Schelb P, Kohl S, Radtke J P, et al. Classification of cancer at prostate MRI: deep learning versus clinical pi-rads assessment[J]. Radiology, 2019, 293(3): 607 - 617.

［36］ Li D, Han X, Gao J, et al. Deep learning in prostate cancer diagnosis using multiparametric magnetic resonance imaging with whole-mount histopathology referenced delineations[J]. Frontiers in Medicine, 2021, 8: 810995.

［37］ Fehr D, Veeraraghavan H, Wibmer A, et al. Automatic classification of prostate cancer gleason scores from multiparametric magnetic resonance images[J]. Proceedings of the National Academy of Sciences of the United States of America, 2015, 112(46): E6265 - 6273.

［38］ Cao R, Mohammadian Bajgiran A, Afshari Mirak S, et al. Joint prostate cancer detection and gleason score prediction in mp-mri via focalnet[J]. IEEE Transactions on Medical Imaging, 2019, 38(11): 2496 - 2506.

［39］ Hou Y, Zhang Y-H, Bao J, et al. Artificial intelligence is a promising prospect for the detection of prostate cancer extracapsular extension with mpMRI: a two-center comparative study[J]. European Journal of Nuclear Medicine and Molecular Imaging, 2021, 48(12): 3805 - 3816.

［40］ Wang Y, Yu B, Zhong F, et al. MRI-based texture analysis of the primary tumor for pre-treatment prediction of bone metastases in prostate cancer[J]. Magnetic Resonance Imaging, 2019, 60: 76 - 84.

［41］ 孙颖浩.前列腺癌根治术后的几个主要问题[J].临床泌尿外科杂志,2005(2): 65 - 67.

［42］ Yi Z, Hu S, Lin X, et al. Machine learning-based prediction of invisible intraprostatic prostate cancer lesions on ^{68}Ga-PSMA-11 PET/CT in patients with primary prostate cancer[J]. European Journal of Nuclear Medicine and Molecular Imaging, 2022, 49(5): 1523 - 1534.

［43］ Zamboglou C, Bettermann A S, Gratzke C, et al. Uncovering the invisible-prevalence, characteristics, and radiomics feature-based detection of visually undetectable intraprostatic tumor lesions in ^{68}Ga-PSMA-11 PET images of patients with primary prostate cancer[J]. European Journal of Nuclear Medicine and Molecular Imaging, 2021, 48(6): 1987 - 1997.

［44］ Capobianco N, Sibille L, Chantadisai M, et al. Whole-body uptake classification and prostate cancer staging in ^{68}Ga-PSMA-11 PET/CT using dual-tracer learning[J]. European Journal of Nuclear Medicine and Molecular Imaging, 2022, 49(2): 517 - 526.

［45］ Solari E L, Gafita A, Schachoff S, et al. The added value of psma PET/MR radiomics for prostate cancer staging[J]. European Journal of Nuclear Medicine and Molecular Imaging, 2022, 49(2): 527 - 538.

［46］ Zhao Y, Gafita A, Vollnberg B, et al. Deep neural network for automatic characterization of lesions on ^{68}Ga-PSMA-11 PET/CT[J]. European Journal of Nuclear Medicine and Molecular Imaging, 2020, 47(3): 603 - 613.

［47］ Acar E, Leblebici A, Ellidokuz B E, et al. Machine learning for differentiating metastatic and completely responded sclerotic bone lesion in prostate cancer: a retrospective radiomics study[J]. The British Journal of Radiology, 2019, 92(1101): 20190286.

［48］ Cysouw M C F, Jansen B H E, Van De Brug T, et al. Machine learning-based analysis of [18f] dcfpyl pet radiomics for risk stratification in primary prostate cancer[J]. European Journal of Nuclear Medicine and Molecular Imaging, 2021, 48(2): 340 - 349.

［49］ Papp L, Spielvogel C P, Grubmüller B, et al. Supervised machine learning enables non-invasive lesion characterization in primary prostate cancer with ^{68}Ga-PSMA-11 PET/MRI[J]. European Journal of Nuclear Medicine and Molecular Imaging, 2021, 48(6): 1795 - 1805.

［50］ Roll W, Schindler P, Masthoff M, et al. Evaluation of ^{68}Ga-PSMA-11 pet-mri in patients with advanced prostate cancer receiving [177]lu-PSMA-617 therapy: a radiomics analysis[J]. Cancers, 2021, 13(15): 3849.

[51] Cuocolo R, Cipullo M B, Stanzione A, et al. Machine learning applications in prostate cancer magnetic resonance imaging[J]. European Radiology Experimental, 2019, 3(1): 35.

[52] Ayyad S M, Badawy M A, Shehata M, et al. A new framework for precise identification of prostatic adenocarcinoma[J]. Sensors (Basel, Switzerland), 2022, 22(5): 1848.

[53] Naik N, Tokas T, Shetty D K, et al. Role of deep learning in prostate cancer management: past, present and future based on a comprehensive literature review[J]. Journal of Clinical Medicine, 2022, 11(13): 3575.

[54] Polymeri E, Sadik M, Kaboteh R, et al. Deep learning-based quantification of PET/CT prostate gland uptake: association with overall survival[J]. Clinical Physiology and Functional Imaging, 2020, 40(2): 106 - 113.

[55] Ishioka J, Matsuoka Y, Uehara S, et al. Computer-aided diagnosis of prostate cancer on magnetic resonance imaging using a convolutional neural network algorithm [J]. BJU International, 2018, 122(3): 411 - 417.

[56] Hiremath A, Shiradkar R, Merisaari H, et al. Test-retest repeatability of a deep learning architecture in detecting and segmenting clinically significant prostate cancer on apparent diffusion coefficient (adc) maps[J]. European Radiology, 2021, 31(1): 379 - 391.

[57] Abbasi A A, Hussain L, Awan I A, et al. Detecting prostate cancer using deep learning convolution neural network with transfer learning approach[J]. Cognitive Neurodynamics, 2020, 14(4): 523 - 533.

[58] Bagher-Ebadian H, Janic B, Liu C, et al. Detection of dominant intra-prostatic lesions in patients with prostate cancer using an artificial neural network and mr multi-modal radiomics analysis[J]. Frontiers in Oncology, 2019, 9: 1313.

[59] Tran K A, Kondrashova O, Bradley A, et al. Deep learning in cancer diagnosis, prognosis and treatment selection[J]. Genome Medicine, 2021, 13(1): 152.

[60] Bulten W, Pinckaers H, Van Boven H, et al. Automated deep-learning system for gleason grading of prostate cancer using biopsies: a diagnostic study[J]. The Lancet. Oncology, 2020, 21(2): 233 - 241.

[61] Nagpal K, Foote D, Tan F, et al. Development and validation of a deep learning algorithm for gleason grading of prostate cancer from biopsy specimens[J]. JAMA Oncology, 2020, 6(9): 1372 - 1380.

[62] Jiang F, Jiang Y, Zhi H, et al. Artificial intelligencé in healthcare: past, present and future[J]. Stroke and Vascular Neurology, 2017, 2(4): 230 - 243.

[63] Noorbakhsh-Sabet N, Zand R, Zhang Y, et al. Artificial intelligence transforms the future of health care[J]. The American Journal of Medicine, 2019, 132(7): 795 - 801.

[64] O'Sullivan S, Nevejans N, Allen C, et al. Legal, regulatory, and ethical frameworks for development of standards in artificial intelligence (AI) and autonomous robotic surgery[J]. The International Journal of Medical Robotics + Computer Assisted Surgery: MRCAS, 2019, 15(1): e1968.

[65] Chen J, Remulla D, Nguyen J H, et al. Current status of artificial intelligence applications in urology and their potential to influence clinical practice[J]. BJU International, 2019.

第八章　人工智能在前列腺癌病理诊断中的应用

关键词：病理切片，全切片图像，Gleason 评分，数字化切片，预后预测

随着人工智能再识别图像信息的能力不断加强，数字化病理切片的不断普及，有越来越多的研究尝试将人工智能图像识别技术运用于肿瘤的病理诊断。前列腺癌的病理诊断是多种肿瘤中诊断较为复杂的一种，其中又以病理 Gleason 分级的评分对算法的要求最高。近期《柳叶刀·数字医疗》杂志发布的一项研究成果显示，深度学习算法在识别和鉴定前列腺癌方面取得非常高的准确度。

在本章中，我们将介绍人工智能在穿刺病理诊断和 Gleason 分级、根治术后病理的诊断和分级、基于病理切片预测前列腺癌患者预后等方面的应用情况。总体而言，人工智能在穿刺病理诊断和 Gleason 分级方面已经能和非专科病理医生的表现不相上下；在根治术病理的诊断和分级方面，人工智能可以对肿瘤进行精准的分级与评分；在患者预后预测方面，人工智能可以直接从病理组织切片中提取相关的预后信息，从而预测前列腺癌患者的术后情况。但与此同时，人工智能算法在病理学诊断中也遇到了一些相关问题，值得我们去关注。

第一节　人工智能应用于穿刺活检病理诊断和 Gleason 分级

Gleason 评分系统是一种被广泛应用的前列腺癌组织学分级方法，该评分方法是初期检查前列腺癌的重要方法，常用于提示患者预后和分组，影响治疗决策。Gleason 分级是一种基于细胞形态学检查，系统描述前列腺癌穿刺活检或根治性前列腺癌

切除术后标本中肿瘤细胞的组织结构异型性的病理学检查方法,这一评分方法的过程比较烦琐,在不同医师之间也存在一定差异,同时可能会因为诊断经验不足等原因导致结果的可重复性较低,可能会导致前列腺癌治疗过度或治疗不足。针对前列腺癌穿刺活检标本的人工智能辅助 Gleason 评分可以减少病理医生间的主观分级差异,增加诊断的可靠性及重复性,有助于临床医师做出更好的治疗决策。

人工智能算法分析前列腺穿刺活检病理切片,识别肿瘤区域并评估 Gleason 等级的研究近年来屡见不鲜,很多研究显示,目前人工智能诊断模型的效能已经很高,且相比于病理医生的诊断有着更高的一致性。在这些研究的基础上,研究人员开始将人工智能系统运用到临床实践中,辅助和补充病理医生进行病理诊断,并提醒临床医师避免出现错误诊断。

一、Gleason 评分系统

获取活检标本是前列腺癌诊断路线中的重要步骤。对于经辅助检查可确定肿瘤区域的患者,医师通过经验或 B 超引导采集肿瘤穿刺样本;而在未确定肿瘤部位的情况下,医师通常对前列腺的 8 个、10 个或 12 个部位进行双侧组织的系统取样。由于取样的组织量较小,即使在穿刺样本中未取到肿瘤组织也并不能排除前列腺癌的可能性。采集样本后,病理医生根据病变组织的形态学特征对前列腺癌组织进行评估并给出相应的 Gleason 评分。

Gleason 分级(图 8 - 1)按照前列腺肿瘤细胞分化程度的不同可以分为 5 级。其中 1 级(Gleason 评分 1 分)代表细胞分化良好,恶性程度较低;5 级(Gleason 评分 5 分)代表细胞分化最差,恶性程度也最高[1]。Gleason 评分由两个数字相加的形式构成(A＋B),第一个数字 A 表示的是在前列腺癌中占主要成分的癌结构的评分,第二个数字 B 则表示该癌组织中次要结构的评分(如前列腺癌主要结构评分为3 分,次要结构评分为 4 分,则 Gleason 评分为 3＋4＝7 分;如只含有一种结构为

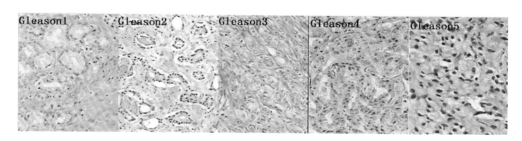

图 8 - 1　前列腺癌病理切片 Gleason 分级

3 分,则评分为 3＋3＝6 分;穿刺活检中见 3 个结构类型以上且最高级别结构数量少时,一般将最高级别作为次要结构类型)。在穿刺样本中,这个分数通常由 3～5 的两个整数组成,描述了主要和次要两种组织类型,最终评分可以由 6～10 分。

2014 年国际泌尿病理协会(ISUP)共识会议上提出了一种称为前列腺癌分级分组(Grading Groups)的新的分级系统,该系统根据 Gleason 总评分和疾病危险度的不同将前列腺癌分为 5 个不同的组别:分级分组 1 组/Gleason 评分≤6 分;分级分组 2 组/Gleason 评分 3＋4＝7 分;分级分组 3 组/Gleason 评分 4＋3＝7 分;分级分组 4 组/Gleason 评分 8 分(包括 Gleason 3＋5、Gleason 5＋3 及 Gleason 4＋4);分级分组 5 组/Gleason 评分 9 分和 10 分(包括 Gleason 4＋5、Gleason 5＋4 及 Gleason 5＋5)(表 8-1)。

表 8-1　前列腺癌分级分组

分级分组等级	Gleason 评分等级
分级分组 1 组	Gleason 评分≤6 分
分级分组 2 组	Gleason 评分 3＋4＝7 分
分级分组 3 组	Gleason 评分 4＋3＝7 分
分级分组 4 组	Gleason 评分 8 分(包括 Gleason 3＋5、Gleason 5＋3 及 Gleason 4＋4)
分级分组 5 组	Gleason 评分 9 分和 10 分(包括 Gleason 4＋5、Gleason 5＋4 及 Gleason 5＋5)

二、人工智能分析病理切片的研究方法

目前对于人工智能关于病理切片的研究步骤大致相同,首先将病理切片通过扫描的方法形成数字切片,这些数字切片要有足够多的像素,以满足细胞水平乃至亚细胞水平的诊断要求,故而每张数字切片的数据量可以达到 1～10 GB,之后将这些整张的数字病理切片切割成更小的图片,用于建立训练数据集和验证数据集,部分训练数据集中的图片会经由病理医生手动标注癌细胞区域,用于辅助人工智能的训练,经过多个训练数据集训练后的人工智能模型会在外部验证数据集(之前训练时未使用过的图像)下进行验证,最终得出该人工智能模型区分肿瘤和正常组织的准确率。各个不同研究收集训练集或验证集的算法可能存在差异,使用的训练方法也可能不同,但大致的方法步骤大同小异。

三、人工智能进行前列腺穿刺病理 Gleason 评分

使用人工智能分析前列腺穿刺活检病理切片并评估 Gleason 评分的研究很早就有团队在进行。在 2012—2014 年进行的一项瑞典团队的前瞻性诊断研究中,Peter Ström 等[2]使用深度神经网络的方法训练人工智能模型,并将人工智能的 Gleason 评分结果和病理医生的评分结果比较,结果显示人工智能检出肿瘤的准确率较高,其曲线下面积(AUC)达到了 0.997,与专业的泌尿外科病理科医师给出的 Gleason 评分相比,人工智能也表现出了较高的诊断一致性(人工智能系统的平均成对 kappa 为 0.62,普通病理医生的值在 0.60~0.73,泌尿科病理医生的 kappa 值为 0.73)。另一项在 2018—2019 年进行的研究中,Kunal Nagpal 等[3]使用深度学习的方法训练人工智能模型并将人工智能所得 Gleason 评分结果与普通病理科医师、泌尿科病理医生所得评分结果进行比较,结果显示该系统所得结果与泌尿科亚专业病理医生所得结果符合率(71.7%,95% CI 67.9%~75.3%)高于普通病理学医师的符合率(58.0%,95% CI 54.5%~61.4%)。

在一项临床验证中,Liron Pantanowitz 等[4]开发了一种扫描前列腺癌穿刺活检 HE 染色切片进行评估的人工智能算法,结果显示该人工智能模型检出肿瘤的准确性较高,其内部测试集的肿瘤检测 AUC 为 0.997(95% CI 99.5%~99.8%),外部验证集的 AUC 为 0.991(95% CI 97.9%~100%),并且在临床实践中成功检出一例被错误诊断的恶性肿瘤患者。

下面将简要介绍此项研究的方法。

（一）数据收集

用于作为训练和内部测试数据集的前列腺穿刺活检标本来自以色列马卡比医疗服务中心实验室(MegaLab)病理研究所。HE 染色病理切片是使用 Philips IntelliSite 扫描仪在 40 倍放大率下扫描得出的。此算法的核心技术是专门为图像分类任务设计的多层卷积神经网络(CNN),该算法分三个连续步骤分析整个病理切片图像(WSI):组织检测、分类和病理切片分析。首先使用梯度增强分类器,使用数千个图像块进行训练,以区分病理切片中的组织和背景区域。之后,在所有组织区域运行三个基于 CNN 的分析方法。

模型在 1 357 480 个经标记的图像上进行训练,这些图像是从 549 张人工标记过的病理切片上提取的,这些病理切片是从档案中的 65 000 多张病理切片中选择。标记由三位资深病理医生完成,每一位都有 20~40 年的工作经验。

病理医生之间 Gleason 评分的低一致性影响了诊断结果的准确性。因此,该

研究将重点放在具有临床意义的分组上，而不是整个 Glesaon 评分范围，决定选择以下五个终点（endpoints）进行评估：① 肿瘤的存在；② Gleason 评分 7～10 分（包括评分 3＋4、4＋3、4＋4、3＋5、5＋3、4＋5、5＋4 和 5＋5）、Gleason 评分 6 分（3＋3）、非典型小腺泡增生（ASAP）；③ Gleason 模式 5（包括评分 3＋5、5＋3、4＋5、5＋4 和 5＋5）；④ 神经周围浸润；⑤ 计算穿刺活检标本中肿瘤体积百分比。Glesaon 终点代表疾病管理（Glesaon 评分 7～10 分）和侵袭性成分（Glesaon 模式 5）的临床相关终点。

（二）训练与内部测试数据集

内部测试数据集包括 2016 年 3 月 1 日至 6 月 30 日在 MegaLab 收到的 213 个前列腺穿刺活检标本（2 576 张 HE 染色玻片）。这些病例的相关免疫组织化学切片用于回顾病例并确定诊断结果。51 张（总体的 2.0%）HE 染色的病理切片由于受玻片物理条件限制（如玻璃破碎或缺失玻片）而未进行扫描，之前随机选择用于算法训练部分穿刺活检标本的 24 张（总体的 0.9%）HE 染色的病理切片被过滤掉。以上，对 210 例患者的 2 501 张玻片进行了内部测试。为确定病理医生的诊断，两位资深病理医生在病理切片层面从原始病理报告（良性病例）和对报告中诊断为癌症的病例进行审查后再进行确诊。

（三）外部验证数据集

外部验证数据集由匹兹堡大学医学中心（UPMC）不同预成像和扫描参数的病理切片图像组成，这些切片是用 Aperio AT2 扫描仪以 40 倍放大率扫描形成。在2014 年 8 月至 2018 年 1 月的病例中选择 32 例前列腺穿刺活检的病例，一共 159个部分，来校准 UPMC 特定的整张病理切片图像属性的算法（如扫描仪和染色），并验证整张病理切片图像的技术有效性（如文件格式和分辨率）。这个集里包括各种 Gleason 评分的肿瘤成分、高级别前列腺上皮内瘤变、炎症和萎缩。将该集分为校准集（也称为调整集）和内部测试集。校准集包括 44 个部分，由病理医生手动注释。其余 115 个未注释的部分用于内部验证。再取一个单独的整张病理切片图像数据集，包括之前由 UPMC 正式诊断和报告的 100 个连续前列腺穿刺活检病例，作为一个独立的外部盲法验证集。每个病例包括所有相关的病理切片，共 1 627 张HE 染色的整张病理切片图像。

（四）临床应用

研究在以色列的一家大型医疗服务中心 Maccabi Healthcare Services 进行，这里的病理中心每年约有 12 万例外科病理活检病例，其中前列腺核心穿刺活检（core needle biopsies，CNB）病例约 700 例，这些病理由 3 名泌尿生殖科病理医生

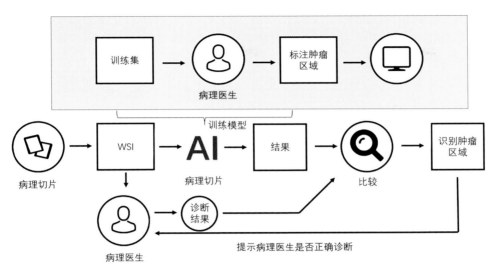

图 8 - 2　人工智能应用于穿刺活检 Gleason 分级系统开发流程

进行审查。约有 40% 的 CNB 会被诊断为前列腺癌。研究使用一款基于前列腺算法的软件 Galen Prostation，使用飞利浦 IntelliSite 扫描仪扫描病理切片，并通过带有 4 个图形处理单元的服务器进行处理。该系统自 2018 年 3 月起在马卡比病理研究所投入使用，作为二次读片系统用于审查所有前列腺 CNB 的整张病理切片图像。研究团队将该算法应用到病理医生的常规工作中，当病理医生的诊断与算法输出的诊断出现不一致时发出警告提醒病理医生。该系统会在病理医生诊断为良性而算法评估病理切片为恶性，或病理医生将病理切片诊断为 Gleason 评分 6 分而算法诊断为 7～10 分时发出警告。之后病理医生可以查看带有警告的病例列表，并查看二次读片系统在病理切片上标注出的警告区域，进行第二次审查。

这项研究是基于人工智能的算法在常规病理学实践中临床应用的首批实例之一，其结果显示人工智能算法在病理切片检测和分级的性能超越了普通病理医生，在研究中，参与的两位病理医生在 9% 的活检部位的癌症检测和 37% 的活检部位的 Gleason 分级分组上存在分歧。该研究也在 UPMC 数据集中确定了 17 个误诊部位和 6 个误诊病例，包括癌症检测和分级方面的误诊，以及神经周围浸润的检测。

四、人工智能在前列腺穿刺活检的自动免疫组化检查

当无法根据穿刺活检组织的形态确定诊断时，使用免疫组化的方法进行辅助诊断就显得十分重要。免疫组织化学是一种根据抗原抗体反应，通过使用抗体标

志物与细胞内组织抗原特异性结合对其进行定性、定位和相对定量的研究方法,在前列腺癌诊断过程中使用该方法可以帮助识别组织中肿瘤性成分的存在,故而辅助前列腺癌的诊断。

在临床实践中,病理医生需要对患者的所有组织切片进行初检后选择可以的切片进行免疫组化检查,因此存在效率较低的缺点。Andrea Chatrian 等[5]设计了一个人工智能工具用于帮助筛选出病理诊断模糊的切片并自动申请免疫组化检查,辅助病理医生进行诊断,提高工作效率。该研究共使用了 299 张图像(219 张请求免疫组化的图像和 80 张注释的对照图像)进行训练,通过三重交叉验证进行测试,结果显示该工具测试精度达到 99%,曲线下面积为 0.99,在验证中,人工智能与病理医师的平均一致性为 0.81,平均曲线下面积为 0.80。该工具通过消除重复工作,使每个病例平均节约 11 分钟。这表明人工智能可以实现自动筛选需要免疫组化染色的切片,显著简化工作流程,提高临床工作的效率。

总的来说,大量的研究表明人工智能在前列腺穿刺活检的 Gleason 分级上已经和普通病理医生表现不相上下,关于这些人工智能工具在临床的实际应用方面的研究近年来也逐渐出现,但目前的研究也存在着不足之处:基于不同训练集开发的人工智能系统暂时难以达到一致标准,其检出肿瘤和评估 Gleason 分级方法也不尽相同,难以形成一个通用且优秀的标准。完善人工智能算法、加快读取速度是未来研究的重要方向。

(范麟龙 塔 娜 陈 锐)

第二节 人工智能应用于前列腺癌根治术切片的 Gleason 分级

前列腺癌根治术后病理是诊断前列腺癌和判断预后的重要依据,由于前列腺癌粗针穿刺活检的 Gleason 评分与根治性前列腺切除术病理的 Gleason 评分可能在一些患者中存在差异,基于这些差异的诊断有可能会导致对患者的过度治疗或治疗不足。因此进行准确的根治术病理 Gleason 评分对临床实践中的风险分层和决策至关重要。人工智能辅助临床医师识别病理切片可以对前列腺癌根治术后病理进行精确的 Gleason 评分,同时辅助临床医师进行治疗方案的选择。

本节将通过一系列基于深度学习的人工智能 Gleason 评分算法介绍人工智能

在前列腺癌根治术后病理诊断系统中的研究。

一、前列腺癌根治术后病理 Gleason 评分与穿刺活检 Gleason 评分的区别

许多研究证实,前列腺根治性手术标本的 Gleason 评分往往较穿刺活检病理 Gleason 评分有所上升。Winter 等[6]对 12 459 例接受根治性前列腺切除术的患者进行分析发现,有 34% 的患者根治性手术的病理结果较穿刺病理发生了 Gleason 评分的上升,特别是穿刺时病理为 Gleason 评分为 3＋3 分的患者中,有 44% 的患者出现了 Gleason 评分上升,这代表依据穿刺活检病理结果来判断患者病情的危险程度会有一定程度的低估。

前列腺根治术病理切片与前列腺穿刺活检病理切片的区别主要是根治术切片所包含的组织更多,切片面积更大,且包含如精囊腺及输精管等毗邻器官,所以可以在明确诊断的基础上提供如前列腺外侵犯、周围脏器累及等更多的信息,还能检出系统穿刺活检未检出的肿瘤。同时面积更大的切片对于病理医生来说代表着更大的工作量,故而对于人工智能辅助诊断的需求也更大。但更大的数据量对于人工智能的训练也是更大的挑战,目前关于人工智能在前列腺癌根治术后病理切片的 Gleason 评分方面的研究数量也少于人工智能在前列腺穿刺活检病理切片的 Gleason 评分。且这些研究显示人工智能在前列腺癌根治术病理切片的诊断效能也较差,所以现在关于人工智能识别根治术病理切片应该是未来研究的趋势与重点。

二、机器学习系统评估根治术后病理 Gleason 评分

关于使用人工智能分析根治术后病理切片的研究从很早就开始了,较早的研究为了训练人工智能算法使用了机器学习的方法,早在 2015 年,Arkadiusz Gertych 等[7]使用了一种机器学习的方法识别前列腺根治术后病理切片的各组织成分,该研究使用了包括支持向量机和随机森林分类器的机器学习方法,使用两步来区分前列腺各组织,第一步从上皮组织中区分出基质,第二步再区分前列腺癌和正常腺体组织。先由两位病理医生手动标注组织区域,再以 210 张图像作为训练集训练模型,结果显示该模型区分前列腺各组织成分性能良好,误差率为 1.62%。

在 2020 年,为了通过人工智能算法评估前列腺癌根治术后病理 Gleason 评分,Wenchao Han 等[8]使用了三种机器学习方法自动识别前列腺切除术后切片,选择 71 个患者的根治术后病理标本获得 299 张整张切片图像,经两名泌尿科病理

医生标注后分别以下三种传统的机器学习方法训练模型：① Fisher 线性判别分类器（FisherC）；② Logistic 线性分类器（LogIC）；③ 支持向量机分类器。结果三种方法的区分肿瘤与正常组织的 AUC 分别为 0.927、0.926 和 0.928，区分 Gleason 分级分组 3 组与 Gleason 分级分组 4 组的 AUC 分别为 0.858、0.850 和 0.783。

传统的机器学习方法训练人工智能的效果似乎是有限的，以上两组关于机器学习识别前列腺癌根治术后病理切片所得模型性能在区分肿瘤良恶性方面结果较为优秀，而对于进行 Gleason 评分所得结果尚不理想，所以研究人员转而将目光投向了算法的升级。

三、深度学习系统评估根治术后病理 Gleason 评分

在 2021 年的一项研究中，Petronio Melo 等[9]使用了一个深度学习的卷积神经网络来识别前列腺癌根治术后病理切片，选取 12 张前列腺根治术后病理切片分为 1525 张图像，由两位病理学专家标注肿瘤区域后进行训练并使用外部验证集进行验证，结果该模型准确率达到 91.2%，外部验证集准确率达到 89%，并能对其进行准确 Gleason 分级。

先前的研究中也已经体现了深度学习对于人工智能算法训练的优异表现，在 2019 年，Kunal Nagpal 等[10]开发了一个深度学习系统（deep learning system，DLS）用以评估前列腺切除术后的 Gleason 评分，使用 1 226 张切片进行训练并在数目为 331 张切片的外部数据集上进行验证，再和 29 名病理科医生对切片的评估结果进行比较，结果显示 DLS 在验证集上的平均准确率（AUC 0.70）比普通病理科医生的准确性高（AUC 0.61），表明人工智能可以更清楚地评估肿瘤形态。

接下来将简要介绍该项研究的方法。

（一）数据收集

该研究所使用的苏木精和伊红（HE）染色福尔马林固定石蜡包埋（FFPE）前列腺切除术标本的数字化全玻片图像有 3 个来源：公共存储库（美国国家癌症基因组图谱，TCGA，397 名患者）、美国一家大型三级教学医院（圣地亚哥海军医学中心，NMCSD，361 名患者）和一个独立的医学实验室（马林医学实验室，11 名患者）。

这些病例被随机分配到开发（培训/调整）或独立验证数据集。对于分配给验证数据集的 380 个病例，病理医生确定每个病例有一个代表性的肿瘤玻片。其中又因为不同原因而排除了部分切片：有 27 张切片因为不能进行分级被排除，有 2 张切片因为存在伪影和染色不良而排除，有 20 张切片因为病理医生无法明确诊

断而排除,最终验证数据集由剩余的331张病理切片组成(183张来自TCGA,144张来自医院,4张来自实验室)。

共有35名病理医生对此研究的中训练和调整数据集的图像进行标注,确定了肿瘤组织的区域并且提供了相应的Gleason评分,为了确定每个病例的Gleason评分,每张切片由一位泌尿科资深病理医生评估作为标准,他还可以从至少3位普通病理医生之前的审查中获得初始Gleason模式百分比估计值。然后,专家确定每个病例的Gleason模式,又在此基础上确定其Gleason分数和Gleason分级分组用作参考标准。

（二）系统开发

DLS包括两个阶段(图8-3),分别对应于区域级注释和病理切片级审查:首先是区域分类,然后是整张数字切片的Gleason分级分组分类。当应用于整个病理切片图像时,此系统输出一个"热点图",指示病理切片中每个组织的分类。第一阶段将每个切片的图像分割成小块,并用卷积神经网络分类,该网络将每个小块分为四类:正常组织、GP3、GP4和GP5。在区域级别收集病理医生对整体图像的注释(注释掩码),然后生成"组织掩码",指示每张切片的四个类别(正常组织、GP3、GP4和GP5)中每个类别的位置。在数百万次训练迭代过程中,收集的区域图像和相关注释结果用于在集成的第一阶段CNN模型中训练形成CNN。第二阶段由"最近邻分类器"组成,该分类器使用第一阶段输出的热点图对每张病理切片的分级分组进行分类。第一阶段的卷积神经网络通过使用以区域为中心的911 $\mu m \times$ 911 μm的输入图像块对大约32 $\mu m \times$ 32 μm的每个组织区域进行分类。每个区域的标注来自病理医生提供的区域级注释。

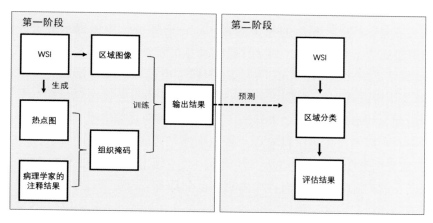

图8-3 人工智能评估根治术后病理Gleason评分系统开发流程

在 DLS 的第二阶段,首先通过选取具有最高校准可能性的类别来获得每个区域的分类预测,其中校准权重是使用调整集根据人工智能训练结果决定的。接下来,对于每张病理切片,收集每个经过预测后的区域数量,并用于评估 Gleason 模式(GP3、GP4 和 GP5)。GP3 和肿瘤受累情况被用作特征,类似于病理医生进行 Gleason 评分。最后,还对另外几个预测任务训练"最近邻分类器":① 预测 Gleason 分级分组(GG)1、2、3 或 4~5 级;② 预测 GG≥2 级;③ 预测 GG≥3 级;④ 预测 GG≥4 级。

该研究显示人工智能系统可以提高 Gleason 评分和后续治疗决策的准确性,尤其是在缺乏专业知识的情况下。DLS 还超越了当前的 Gleason 系统,更精细地描述和定量肿瘤形态,为完善 Gleason 评分系统提供了机会。

以上研究表明,人工智能在前列腺癌根治术后病理分级中不仅能对肿瘤进行精准的分级与评分,更能在临床实践中作为辅助工具提示泌尿科医生进行治疗方案的选择。完善算法通过临床验证将人工智能训练成为可以信赖的工具,人工智能将是一个很好的减轻病理医生工作负担、提高临床诊断效率的助手。

(塔　娜　范麟龙　刘　飞)

第三节　人工智能病理切片识别应用于前列腺癌患者预后预测

前列腺癌患者的预后与肿瘤的恶性程度相关,肿瘤细胞的病理生理学和肿瘤微环境可能是影响患者预后的相关因素,Gleason 评分也可以提示患者的预后情况。随着整张数字切片(WSI)和计算机病理学的发展,尤其是人工智能(AI)的应用,利用深度卷积神经网络(DCNN)从组织样本中提取病理学形态特征已成为现实,关于人工智能识别病理切片预测前列腺癌预后的研究也已经出现。但与前列腺癌预后相关的形态学特征是未知的,不像结直肠癌、胃癌等已经发现由特定的形态学特征与预后不良相关。目前人工智能预测结直肠癌,胃癌的预后的相关研究较多,而预测前列腺癌预后的这类研究还较少。但凭借其他肿瘤预测预后的先例,人工智能在前列腺癌预测预后方面的研究也会是未来的一个趋势。

本节将通过几项基于深度卷积神经网络的人工智能算法介绍人工智能预测前列腺癌患者预后预测研究的步骤。

一、肿瘤微环境对于预后的影响

一些研究表明,肿瘤浸润淋巴细胞(TIL)与患者预后有关联,肿瘤相关巨噬细胞(TAM)浸润也与患者的预后有关,在高精度扫描仪和整张数字切片的辅助下,如今的数字切片已经能够读取细胞层面的信息,而这也能够作为人工智能通过读取病理切片信息识别组织从而做出患者预后预测的组织细胞学依据。

二、基于形态学识别内容预测前列腺预后的方法

前列腺活检中肿瘤的神经浸润(perineural invasion,PNI)与预后不良有关,Kimmo Kartasalo 等[11]开发了一个基于深度神经网络的人工智能算法来评估前列腺癌的神经浸润,随机选择 1 427 名参与者,从中提取 8 803 个活检样本,使用约 80 000 张经标注的切片(其中 80% 训练算法,另外 20% 进行验证),结果显示检测前列腺活检标本中神经浸润时,人工智能的 AUC 估计为 0.98 (95% CI 97%～99%),其检测结果(kappa 0.74)与普通病理医生有较高一致性(kappa 0.68～0.75),该研究证明人工智能可以较高水平的检出前列腺癌的神经浸润水平。

三、基于临床特征预测前列腺预后的方法

淋巴结转移通常与较高的癌症相关死亡风险有关,Frederik Wessels 等[12]使用深度学习的方法,开发了一种基于 CNN 的分析模型用以预测前列腺癌淋巴结转移(lymph node metastasis,LNM),并以 218 例患者的 HE 染色切片与 Gleason 评分、肿瘤大小、血管浸润、神经浸润和年龄相匹配来训练该模型,结果该算法 AUC 为 0.68(95% CI 67.8%～68.2%),准确率为 61.37% (95% CI 60.05%～62.69%),该研究证明人工智能算法在一定程度上可以预测原发性前列腺癌患者的淋巴结转移。

利用人工智能模型识别病理切片根据临床特征直接预测预后的研究最近才有开展,在一项 2022 年的研究中,Wei Huang 等[13]开发了一种人工智能工具用于预测前列腺癌根治术后复发情况,将形态学评分与已知的临床特征(如 Gleason 分级、TNM 分期和肿瘤边缘形态)相结合,得出一个算法用于预测患者预后。使用深度卷积神经网络用 243 张切片进行训练,用 173 张切片组成的外部验证集进行验证,结果患者 3 年复发的生化预后指标 AUC 为 0.78,优于用 Gleason 分级做出的预测(AUC 0.62),在中低风险前列腺癌复发预测也显示出较高准确性,Gleason 评分 1 分、2 分、3 分预测准确性分别为 0.76、0.84 和 0.81,这一研究还发现了一个潜

在的新的与 STING 通路相关的前列腺癌分子标志物 TMEM173。

接下来将简要介绍此项研究。

（一）训练数据集

研究使用美国国家卫生研究所癌症基因组图谱前列腺癌（TCGA－PRAD）数据集的苏木精和伊红（HE）染色的根治性前列腺切除术（RP）病理切片的数据作为训练数据集对模型进行训练。该数据集包含 500 名患者的 HE 染色 WSI 及相关临床和结果数据，建立的训练数据集包括 243 名患者，92 名在 3 年内发生过生化复发（BCR），151 名至少 3 年没有发生过 BCR。

（二）验证数据集

验证数据集由在威斯康星大学（UW）麦迪逊病理档案和临床数据库中选择的 173 名 RP 患者组成，其中 3 年内存在复发的有 78 名、至少 3 年没有复发的患者有 95 名。每名患者的每张切片在 40 倍的放大倍数下选择了最有代表性的一张形成图像。

（三）分析方法

该研究使用 GeoMx RNA 和 Protein Assay 对 RNA 和蛋白质表达进行分析，选择了影响肿瘤微环境的：细胞毒性 T 淋巴细胞相关抗原 4（CTLA4）、CD74 和跨膜蛋白 173（TMEM173），前列腺癌生物标志物：雄激素受体（AR）、程序性死亡配体 1（PD－L1）、前列腺特异性膜抗原（PSMA）和 PSA，以及六种免疫细胞标志物（CD4、CD8、CD20、CD68、CD163 和 CD57），用于该研究感兴趣区域（ROI）的分析。

（四）模型开发（图 8－4）

1. 输入　模型以 HE WSI 和已知临床结果作为输入。

2. 图像准备　将整张切片切分为大小为 256×256 像素的多个小图像，其数量从 10 000 到 100 000 不等。

3. 特征提取　多尺度 CNN 特征提取程序使用随机抽样的图像进行训练，图像分辨率为 64×64（40 倍放大倍数）、256×256（40 倍）和 1 024×1 024（5 倍），以捕获细胞核细节、腺体情况和 TME 元素。

4. 特征排序模块　根据每个图像块与患者结果的相关性为其分配分数。高分（1 分左右）代表的是主要出现在预后不良患者的组织，而低分（0 分左右）代表的是良好结果。这些分数是使用从回顾性获得的已知患者结果中学习到的一组权重生成的。

5. 感兴趣区域（ROI）分析　模型最终会输出每张病理切片的热点图及预后级别分数选择前列腺癌区域的高等级 ROI 和相对低等级 ROI 进行生物标志物分析。

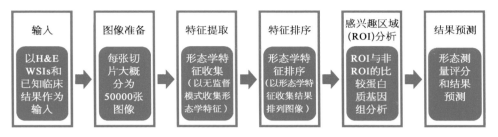

图 8 - 4　人工智能应用于前列腺癌患者预后预测模型开发流程

6. 结果预测　将形态学评分与已知的临床特征（如 Gleason 分级、TNM 分期和边缘状态）相结合，得出一个用于预测患者结果的组合分类器。

这项研究提出了一种基于人工智能用于识别前列腺癌特征区域，用于前列腺癌风险分层、结果预测和新型生物标志物/目标检测，这能对临床试验设计和个性化患者管理产生重大影响。

以上研究表明，人工智能可以直接从病理组织切片中提取相关的预后信息预测前列腺癌患者的术后情况，为临床医师的治疗方案提供参考。而最近的研究也表明，人工智能可以预测其他恶性肿瘤的预后改变[14,15]，证明人工智能在作为预后检测的工具上具有很大的潜力，如何开发更完善的算法并将其运用到临床实践中将是未来研究的重要方向。

（塔　娜　范麟龙　刘　飞）

第四节　人工智能用于前列腺癌
病理诊断的发展方向

人工智能在前列腺癌的 Gleason 分级评估上可达到普通病理医生的诊断水平并具有更高的稳定性。但在其他方面的研究还需要更多的投入，如前列腺癌根治术病理切片的人工智能检测相关研究较少，一方面可能是与根治术病理切片较穿刺活检病理切片面积大，计算机扫描后切割出的图像数据量大，进行分析训练难度大等因素有关；另一方面，根治标本所提供的病理信息更复杂，除了关注肿瘤组织的 Gleason 评分，病理医生还关注肿瘤是否有前列腺外浸润等其他因素，数据集的建立相对庞大且困难。目前，大部分研究都基于各自的独立数据库，每组研究人员设计算法不同导致出现大量不同版本的算法,另外,对于前列腺根治术后复发和生存预测,人工智能的研究准确率还较低,是未来研究的方向。

未来重要的工作包括推广和验证人工智能系统用于活检、其他组织学变异和其他预后分类,以辅助整个前列腺癌治疗途径的临床决策。最后,需要对更大的临床注释数据集进行验证,评估各个研究中显示的与预测相关的趋势的统计意义。

病理诊断是疾病诊断的金标准,准确的病理诊断直接关系到患者治疗方案的选择和预后的评估。目前病理人工智能的主要应用方向是辅助病理科医师发现并确定病变位置并进行分级,但其准确率尚不能达到完全取代病理专家的程度。因此要增加数据,尤其是疑难病理数据,通过病理专家的深度参与将人工智能与人类智慧和实验室手段相结合,进一步提高人工智能辅助病理诊断的准确性;此外,还要整合免疫组化、分子检测等先进的医学技术手段及患者的临床资料与治疗靶点信息,发挥人工智能学习的强大学习能力,多角度的训练人工智能,使其更加准确地辅助前列腺癌的诊断、治疗、分子分型及预后评估。

(塔　娜　范麟龙　陈　锐)

参考文献

[1] 周桥.前列腺癌 Gleason 分级[J].中华病理学杂志,2005(04):240-243.

[2] Ström P, Kartasalo K, Olsson H, et al. Artificial intelligence for diagnosis and grading of prostate cancer in biopsies:a population-based, diagnostic study[J]. The Lancet Oncology, 2020, 21(2):222-232.

[3] Nagpal K, Foote D, Tan F, et al. Development and validation of a deep learning algorithm for gleason grading of prostate cancer from biopsy specimens[J]. JAMA Oncol, 2020, 6(9):1372-1380.

[4] Pantanowitz L, Quiroga-Garza GM, Bien L, et al. An artificial intelligence algorithm for prostate cancer diagnosis in whole slide images of core needle biopsies:a blinded clinical validation and deployment study[J]. The Lancet Digital Health, 2020, 2(8):e407-e416.

[5] Chatrian A, Colling R T, Browning L, et al. Artificial intelligence for advance requesting of immunohistochemistry in diagnostically uncertain prostate biopsies[J]. Mod Pathol, 2021, 34(9):1780-1794.

[6] Winters B R, Wright J L, Holt S K, et al. Extreme Gleason upgrading from biopsy to radical prostatectomy:a population-based analysis[J]. Urology, 2016, 96:148-155.

[7] Gertych A, Ing N, Ma Z, et al. Machine learning approaches to analyze histological images of tissues from radical prostatectomies[J]. Comput Med Imaging Graph, 2015, 46(2):197-208.

[8] Han W, Johnson C, Gaed M, et al. Histologic tissue components provide major cues for machine learning-based prostate cancer detection and grading on prostatectomy specimens[J]. Sci Rep, 2020, 10(1):9911.

［9］ Melo P A S，Estivallet C L N，Srougi M，et al. Detecting and grading prostate cancer in radical prostatectomy specimens through deep learning techniques［J］. Clinics （Sao Paulo），2021，76：e3198.

［10］ Nagpal K，Foote D，Liu Y，et al. Development and validation of a deep learning algorithm for improving Gleason scoring of prostate cancer［J］. NPJ Digit Med，2019，2：48.

［11］ Kartasalo K，Strom P，Ruusuvuori P，et al. Detection of perineural invasion in prostate needle biopsies with deep neural networks［J］. Virchows Arch，2022.

［12］ Wessels F，Schmitt M，Krieghoff-Henning E，et al. Deep learning approach to predict lymph node metastasis directly from primary tumour histology in prostate cancer［J］. BJU Int，2021，128（3）：352-360.

［13］ Huang W，Randhawa R，Jain P，et al. A novel artificial intelligence-powered method for prediction of early recurrence of prostate cancer after prostatectomy and cancer drivers［J］. JCO Clin Cancer Inform，2022，6：e2100131.

［14］ Kapil A，Meier A，Zuraw A，et al. Deep semi supervised generative learning for automated tumor proportion scoring on NSCLC tissue needle biopsies［J］. Scientific reports，2018，8（1）：17343.

［15］ Kather J，Heij L，Grabsch H，et al. Pan-cancer image-based detection of clinically actionable genetic alterations［J］. Nature cancer，2020，1（8）：789-799.

第九章　人工智能在肿瘤分子分型中的应用

关键词：病理切片,全切片图像,磁共振,肿瘤突变负荷,前列腺癌,基因错配修复基因,拷贝数变异,基因突变,深度学习

　　本章将介绍人工智能在预测肿瘤遗传信息的遗传分子改变(genetic alteration, molecular alteration)及肿瘤分子分型(molecular subtypes)方面的研究和应用情况。相对于通过病理切片诊断肿瘤良恶性和预测患者预后,人工智能算法来预测肿瘤的分子突变和分子分型的难度更大。一方面是由于当前可以利用的数据量较小,另一方面是由于分子改变在切片图像上的差异程度不够明显。所以,当前这方面的研究数量相对较少,且成熟度相对较低。但是随着具有遗传信息检测的患者数量积累、人工智能算法的改进、高通量基因检测技术的相对普及和成本相对降低,可供分析的数据量将逐渐增加,未来的预测可能会有更好的结果,未来人工智能在这一领域具有更大的发展空间。

　　总体来讲,人工智能在这一领域主要有两个应用方向:其一是将人工智能技术应用到生物信息学分析中,将传统的生物信息学分析的算法进行人工智能化,应用诸如深度学习、迁移学习等算法,提高当前生物信息学分析算法的准确率;其二是基于医学图像分析和预测肿瘤分子突变的研究,可以达到无须进行基因检测、免疫组化、原位免疫杂交等分子生物学检测方法,就获得患者肿瘤分子突变的效果[1]。鉴于第一个应用方向更多的归属于生物信息学研究方向,本章不进行详细介绍,将主要关注点放在第二个应用方向。

第一节 肿瘤病理影像学图像与分子
分型联系的理论基础

通过病理图像评估患者组织的良恶性，已经成为医学图像人工智能识别中相对成熟的一个领域，在前列腺癌、乳腺癌、结直肠癌、肺癌等领域，人工智能预测模型已能完成上述的任务，同时部分人工智能模型已获得美国 FDA 批准，体现了其技术的成熟度已经较高。在此基础之上，研究人员将注意力放到了另一个维度，即采用人工智能的方法来辅助肿瘤的分子分型和分子突变的预测，与区分良恶性及恶性程度相比，预测分子改变的难度相对更大。同时，目前也有基于影像学检查图像进行肿瘤分子分型及分子改变方面的预测，由于影像学检查的图像清晰度和数据量的限制，目前相关研究结果较少，仍处于初步探索的阶段，未来可能通过样本量的积累和算法的提升获得更好的结果。

一、哲学观点与肿瘤分子改变的相关性

马克思主义哲学思想中关于联系的观点认为：联系是指一切事物、现象、过程之间及其内部诸要素之间的相互影响、相互作用和相互制约。联系具有普遍性，也就是万物皆有联系；具体到肿瘤中，肿瘤内部的各个部分、要素之间是相互联系的；同一个肿瘤的影像学结构、病理结构与分子层面的改变是存在联系的，只是有些联系足够明显，人工或人工智能可以发现并分析这种联系，而有些联系较弱，人工或人工智能尚不能发现这种联系（图 9-1）。

二、肿瘤分子层面改变与肿瘤组织结构存在相关性

在肿瘤分子层面改变方面，由于肿瘤分子层面的变化可以使相关的细胞内结构、组织结构发生改变，因此常规组织病理切片（HE 切片，全名苏木精和伊红染色切片）的形态学特征是有可能建立与肿瘤基因改变的相关性的。这也是根据 HE 切片所表现的细胞结构和组织结构来预测肿瘤的分子改变的理论基础。

在肿瘤分型方面，当前的肿瘤分子分型或肿瘤亚型的区分，也充分考虑到了肿瘤组织结构联合分子突变的情况。最典型的例子是，乳腺癌中提出的 Basal、Luminal A、Luminal B、HER2 阳性等分子分型，一方面是来源于一组共 50 个基因的表达情况，另一方面从其命名中也可以了解到，这一分型体现了组织结构中腺体腔结构、

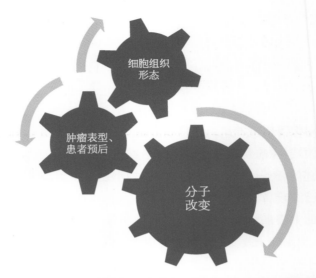

图 9 - 1　肿瘤病理形态学、影像学表现与肿瘤分子突变的相关性

基底结构表达的相关性[2]。而这种基于 50 个基因的 Basal - Luminal 的分子分型，也被应用到了诸如膀胱癌[3]、前列腺癌[4]等领域，并在不同肿瘤中结合各自肿瘤的一些典型分子标志物进行了相应的改良，而这一系列基于 Basal - Luminal 的分子分型方法，均借鉴和参考了肿瘤的组织形体学与分子改变的相关性。

前列腺癌的分子分型中，神经内分泌前列腺癌（NEPC）通常具有一些特殊的组织形态学表现，因此即使不采用基因检测或免疫组化染色等方法，病理科医生也可以通过常规的 HE 切片观察出其改变[5]。而神经内分泌前列腺癌通常伴有 NSE、CgA 等神经内分泌表型相关的分子过表达，也体现了通过传统人工方法，可以发现和建立分子改变与肿瘤形态学之间的相关性。

三、肿瘤分子层面改变与肿瘤影像学表现存在相关性

当前常用的与肿瘤分子改变建立联系的影像学检查方法包括：磁共振、CT、超声、X 线片等。其中 MRI 所采集的影像数据最多、CT 的信息量中等但应用更为广泛，而被研究人员重点关注。超声影像、X 线影像因为数据量较小，可供分析的信息不足，难以发掘和分子改变有关的信息。

MRI 是人类医学影像检查中最尖端的技术之一，其采用无线电射频脉冲激发，并作用于人体组织内的氢原子核，引起氢原子核共振并吸收能量。在停止射频脉冲后，氢原子核按特定频率发出射电信号，并将吸收的能量释放出来，被体外的

接收器收录,经电子计算机处理获得图像。在生物化学领域,研究人员利用核磁共振氢谱和核磁共振碳谱计算出核磁峰的高度和数目的功能,可以运用磁共振影像技术来预测物质的成分[6]。

　　肿瘤的出现伴随着分子生物学上的改变,后者易导致组织内细胞形态、组织结构、代谢产物的含量和分布改变,从而影响氢原子的振动形态和迁移情况。不同的肿瘤分子生物学改变对应的组织结构和形态变化也存在差异,因此通过对 MRI 等影像学图像的分析,也可能预测患者的分子层面的突变。例如,研究人员通过对肝细胞癌患者的肝脏磁共振图像进行分析,结果发现 MRI 影像组学特征与肝细胞癌的免疫表型和基因型特征密切相关,表明通过学习磁共振图像可以对肝细胞癌的免疫肿瘤学特征和肿瘤复发做出预测[7]。

（许雨锶　陈　锐）

第二节　人工智能医学图像分析预测当前可预测的分子改变类型

　　通过人工智能算法分析常规病理切片预测肿瘤的分子改变的研究仅有几年的历史。自 2017 年第一项研究发表以来,截止到笔者撰稿的 2022 年 6 月,这一方面的研究出现了非常快速的增长(图 9 - 2)。根据该领域的先驱之一 Jakob Kather 教授的统计,自 2017 至 2021 年,采用人工智能分析病理切片预测肿瘤分子改变的研究数量分别是 1 项、3 项、9 项、15 项和 24 项,同时有很多的研究正在进行中[8]。

　　人工智能可以预测的肿瘤分子改变类型包括:基因突变(mutation)、肿瘤负荷(tumor mutation burden)、DNA 修复相关基因相关的分子改变[如微卫星不稳定灶(MSI)和缺陷错配修复基因]、基因表达量高低及拷贝数变异(copy number variation)、其他分子标志物表达情况(Ki - 67 等),以及致癌病毒的相关性(如 EB 病毒)等。基于 Jakob Kather 教授等的综述的分类方法,我们检索和更新了这一领域的相关研究,我们发现这一领域的进展迅速(图 9 - 3、图 9 - 4)。我们运用以下检索词在 Pubmed 网站进行搜索:"[(artificial intelligence) OR (deep learning)] AND (pathology) AND [(genetic alteration) OR (mutation)]。"检索数据提示,仅仅在 2022 年上半年,就有 22 篇文章发表;同时,在人工智能算法分析病理切片预测分子改变和分子分型的方面,基因突变和 DNA 损伤反应等仍是最主要的研究对象(图 9 - 2)。

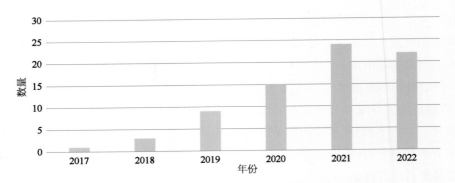

图 9 - 2 人工智能分析病理切片预测肿瘤分子改变的
论文数量（Pubmed 网站截至 2022 年 6 月）

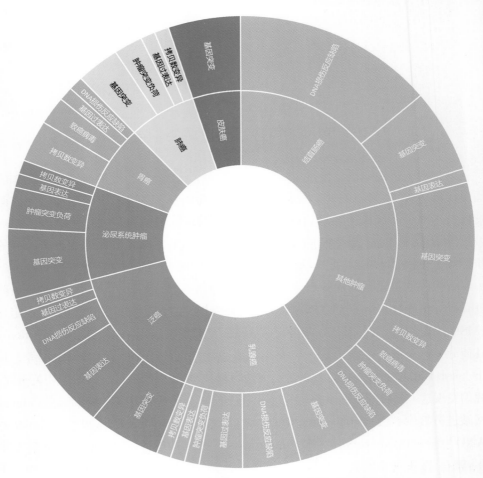

图 9 - 3 当前研究关注的常见肿瘤类型及其中的分子改变分类

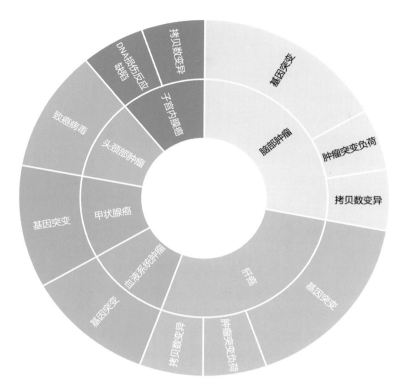

图 9-4　当前研究关注的其中肿瘤类别及其中的分子改变分类

　　传统的方法检测这些分子改变是需要通过高通量全基因组/全外显子/转录组测序、靶向测序、免疫组化、原位免疫杂交等方法。但传统的方法存在以下缺点：① 需要的样本质量较高，如进行转录组测序需要新鲜组织样本；② 需要等待的时间较长，如免疫组化和 FISH 的检查方法，虽然在临床上可以常规进行检测，但是检测时间较长，在一定程度上会耽误患者的分型和治疗；③ 检测成本较高，无论是高通量测序方法，如全基因组测序、靶向测序等，还是低通量的检查方法，如 qPCR、免疫组化等方法，都面临着成本高昂和检测指标数量之间的不可调和的矛盾，目前整个肿瘤治疗领域都缺乏一种能够兼顾高通量、价格低廉、取材方便、快速简洁的检测方法。

一、基因突变

　　基因突变是当前人工智能病理图像识别和检测的重要研究对象，一方面是由于具有突变信息的患者数量较多，另一方面则是因为发生基因突变在某些情况下与肿瘤的后续治疗方案存在一定的匹配性。

　　EGFR 与 KRAS 是肿瘤领域最早发现的重要治疗靶点，研究人员关注肺癌中非小细胞肺癌相关的致癌基因的突变情况（包括 TK11、EGFR、FAT1、SETBP1、KRAS、TP53），研究人员通过分析患者的病理 HE 切片，用深度学习模型建立预测患者基因突变情况的模型，达到了相对准确的预测准确率，AUC 达到 0.67～0.85，这篇文章也是该领域最重要的早期研究之一，发表在 *Nature Medicine* 杂志上[9]。

有研究人员分析了非小细胞肺癌 EGFR 突变率与 CT 影像学特征和临床特征的关系，发现存在磨玻璃影、空气支气管征、胸膜收缩征和血管集束征是非小细胞肺癌中 EGFR 突变的相关因素，通过多项研究的验证，研究者提出未来人工智能模型有望实现精确的预测 EGFR 突变的可能[10]。

BRCA1、*BRCA2* 基因突变[11]是乳腺癌中最具临床预测意义的基因突变之一。*BRCA* 基因突变提示患者的 DNA 修复机制存在缺陷，以及基因组的稳定性较差。据报道，*BRCA* 基因突变的女性有 82% 的概率在 70 岁以前患乳腺癌，而没有 *BRCA* 基因突变的女性，在 70 岁以前患乳腺癌的风险只有 8%。在好莱坞女星朱莉检测出 *BRCA* 基因突变后选择乳腺切除术以避免后期出现乳腺癌的风险后，全球的媒体对 *BRCA* 基因突变进行了深入的报道。虽然朱莉的选择并不被当前的指南所推荐，但这一事件也向大众普及了基因突变与肿瘤发生的相关性。随后的研究发现存在 *BRCA* 基因突变的患者更适合使用靶向治疗药物，如奥拉帕利等。奥拉帕利是一种 PARP（多聚 ADP - 核糖聚合酶）抑制剂，能够阻断 DNA 酶，使癌细胞内的 DNA 难以修复，从而导致细胞死亡，延缓或阻断肿瘤发展。自美国 FDA 批准奥拉帕利用于治疗同源重组修复（HRR）基因突变的转移性去势抵抗性前列腺癌（mCRPC）后，奥拉帕利是目前唯一在卵巢癌、乳腺癌、胰腺癌和前列腺癌四大癌种同时获得 FDA 批准的 PARP 抑制剂。结合临床，如果能通过 HE 常规切片获得这几种肿瘤的突变情况，我们就能够更有效地给患者选择合理的治疗方案，而不再需要价格昂贵且耗时的基因检测。

近期的研究提示，采用深度学习模型建立的 *BRCA* 的预测模型在外部独立样本验证时的 AUC 可达 0.77[12]。同时，由于前列腺癌也是出现 *BRCA* 突变较多的肿瘤之一，笔者团队认为预测 *BRCA* 突变在前列腺癌中也具有一定的临床价值，但是影响预测效果的因素可能是 *BRCA* 突变在前列腺癌中的比例较低。

随着这一方法逐渐应用到其他的肿瘤类型，研究人员也发现通过 HE 切片的形态学特征并不能预测所有的肿瘤类型中的分子突变，例如，一些突变频率较低的基因，因样本少见而很难收集到能使模型达到理想预测能力所需的样本量；同时，一些在肿瘤发生和发展中发挥作用较小的突变，引起的肿瘤形态学改变可能不显著，在当前的技术条件下就无法保证预测的准确性。

二、肿瘤突变负荷

肿瘤突变负荷（TMB）是随着免疫治疗（PD-1、PD-L1 单抗等）的发展而逐步被大家重视的。肿瘤突变负荷是指特定基因组区域内体细胞非同义突变的个数，通常用每兆碱基中的突变数量表示（mut/Mb），在早期研究中也直接以突变数量表示。肿瘤突变负荷可以间接反映肿瘤产生新抗原的能力和程度，可以用于预测多种肿瘤的免疫治疗疗效。文献报道，接受帕博利珠单抗（PD-1 单抗）治疗的非小细胞肺癌患者中，具有高 TMB 的患者具有持续临床获益，这一结果也在多种肿瘤中得到验证。当前检测 TMB 主要方法包括：① 全外显子测序，但是其价格昂贵，检测时间长，存在一些弊端；② 靶向测序，在一定程度上可以替代全外显子测序，为准确性考虑，其覆盖范围应≥1.0 Mb，测序深度≥500 层。

鉴于其在免疫治疗中的意义，通过常规病理切片预测 TMB 具有很广泛的应用前景。目前已有多项临床研究关注了用 HE 组织切片预测 TMB 的研究，在2019 年的一项研究中，研究人员首次尝试使用人工智能分析肝癌病理切片中的 TMB 状态，在准确率上远远优于下一代测序技术（99.7% vs. 79.2%），不过该方法目前只能用于 TMB 分类（高或低），暂不能用于 TMB 具体分数预测[13]；在膀胱癌中，TMB 状态的预测也实现了较高的准确度（AUC 0.75），同时可以对空间 TMB 异质性和肿瘤浸润淋巴细胞进行计算和描绘[14]。

肿瘤突变负荷有时被认为是与错配修复基因相关的，TMB 较高的患者，可能同时存微卫星不稳定性高 MSI-H，但需要注意的是，TMB 或 MSI 预测肿瘤对免疫治疗疗效的研究并不是绝对性的。MSI-H 和 TMB-H 的患者对免疫治疗的反应性可能比较好，但不代表 MSI-L、TMB-L 的患者就无法从免疫治疗中受益，MSI-L 和 TMB-L 不是免疫治疗效果不佳的相关因素。

三、DNA 修复相关基因：微卫星不稳定灶和缺陷错配修复基因

微卫星（microsatellite）指基因组中的一类短串联重复 DNA 序列，一般由 1～6 个核苷酸组成，呈串联重复排列。微卫星不稳定性（MSI）是指与正常组织相比，肿瘤中某个微卫星位点由于重复单元的插入或缺失而出现新的微卫星等位基因的现象。发生 MSI 的机制是肿瘤组织的 DNA 错配修复出现功能性缺陷。微卫星不稳定的临床意义与其所常见的肿瘤密切相关，最常见的肿瘤类型是结直肠癌，其次是子宫内膜癌、胃癌、小肠肿瘤，同时在其他肿瘤中也有一定的发生率。由于 MSI-H 在结直肠肿瘤中出现的可能性可以达到 20%～30%，MSI 与结直肠癌患者的治疗

方案选择存在相关性，因此在结肠癌中进行 MSI 的检测也就具有更重要的意义，例如，dMMR/MSI - H 的结直肠癌患者不适合接受 5 - FU 辅助化疗，有研究发现 dMMR/MSI - H 的 Ⅱ 期结直肠癌中应用 5 - FU 辅助化疗反而不利于患者的生存。2017 年，美国 FDA 首次批准了 PD - 1 抗体 Keytruda 用于 dMMR/MSI - H 型实体瘤的药物治疗，这是第一个依照分子标志物进行用药推荐的药物，这种方法跨越了肿瘤的具体类型，具有里程碑式的意义。

由于其在结直肠癌、胃癌中的重要意义，研究人员也首先将预测 MSI - H 的研究放在了结直肠中。在 2019 年 *Nature Medicine* 杂志上发表的论文中，研究人员分析了 TCGA 结直肠癌队列、德国 DACH 结直肠队列、日本 KCCH 胃癌队列，建立了深度学习算法分析组织 HE 切片图像来预测肿瘤 MSI 状态的模型，预测的效能 AUC 可以达到 0.77～0.84[15]。作者同时提出这一发现可以更好地服务于临床应用的方法，一方面对于已经建立了数字化病理系统的大型医院来说，可以在常规的病理流程中加入 HE 切片的扫描和上传，通过云端影像分析和四个 MMR 相关基因的免疫组化染色，获得患者的 MSI 状态预测。而对于中等的中心医院等情况，由于其患者例数并不多，可以采用本地的切片扫描和本地深度学习 GPU 服务器进行，无论是哪一种方式，都比采用下一代测序（NGS）的开支更低。随后，有更多的研究同样证实了采用 HE 切片预测结肠癌组织中 MSI 的可能性，同时也有更多的研究关注了其他的肿瘤类型中的 MSI 的预测。研究提示，采用 HE 常规切片是可以相对准确地预测包括结直肠癌、卵巢癌等肿瘤的 MSI 情况的。

四、基因表达及拷贝数变异

（一）拷贝数变异

拷贝数变异（CNA）是由基因组发生重排而导致的，一般指长度 1 KB 以上的基因组大片段的拷贝数增加或减少，主要表现为亚显微水平的缺失和重复。一项研究中显示，CNA 与差异基因表达密切相关，并揭示了遗传变异与下游效应之间的定性关系，而后者将对癌症的预防、诊断和治疗产生至关重要的影响[16]。根据病理切片预测 CNA 的相关研究也有报道。例如，在 Qu 等进行的一项研究中，研究者开发了基于病理切片的深度学习分类器，用于预测乳腺癌中的关键突变和重要的生物通路活动，该模型可以实现 6 个重要基因的点突变预测及另 6 个基因的拷贝数变异预测，两项结果的 AUR 大于 0.65；研究者进一步在的肝癌和肺癌环境中来衡量算法在跨癌症类型的表现，成功预测了肺腺癌中 *NOTCH1* 和 *TP53* 基因的点突变、*FGFR1* 基因中拷贝数变异状态，以及肝癌中 RB1 和 NF1 和 TGFβ2

CNA 的点突变[17]。

（二）基因表达

基因表达容易受到多种因素的影响，如细胞类型、增殖和分化的状态等。基因表达的改变常常发现于突变或表观基因组修饰的癌症中，疾病相关信号的表征有助于疾病机制的阐明和治疗方案的确定。组织病理学图像中包含大量信息，根据组织病理学图像进行基因表达预测可以促进患者诊断和预测治疗反应。2020 年的一项研究中，Schmauch 等引入了一个深度学习框架 HE2RNA，利用组织病理图像中的转录组编码信息，成功预测了不同癌症类型中的基因亚型以及癌症类型相关通路的基因表达，比如肝细胞癌中纤维化或是乳腺癌中的 CHK 基因表达[18]。

五、致癌病毒

有一些肿瘤的发生与病毒感染相关，如美国国家卫生研究院之前已列出多种致癌病毒，包括乙型肝炎病毒（HBV）、丙型肝炎病毒（HCV）、人乳头瘤病毒（HPV）、人类免疫缺陷病毒（HIV）、Epstein‐Barr 病毒（EBV）等。目前关于与肿瘤相关的病毒中，病理学改变与 EB 病毒的相关研究报道较多。EB 病毒是与鼻咽癌、儿童淋巴瘤的发生有密切关系的 DNA 病毒，预测 EB 病毒与肿瘤的相关性具有一定临床意义。

研究人员基于深度学习的算法建立了模型，可以通过患者的 HE 切片预测出 EB 病毒感染的可能性，在肿瘤组织中诊断的准确率达到了 0.85，正常组织中达到了 0.81[19]。为了解决同样的问题，Jakob Kather 等建立了深度学习网络的模型，在胃癌组织中预测 EV 病毒的存在，同样验证了之前的发现，预测的准确率可以达到 0.81[20]。

在预测 HPV 方面，Sebastian Klein 等则在常规 H&E 染色上生成了基于深度学习的 HPV 预测评分模型以识别预后良好的患者，同时，研究者将 4 名病理学家识别 HPV 相关性的结果与分类器进行比较，AUC 分别为 0.74 和 0.8。该工作证明算法在临床上能快速识别口咽鳞状细胞癌，并降低成本[21]。

（汤　珺　许雨锶　陈　锐）

第三节　人工智能预测肿瘤分子 突变的模型举例

人工智能算法可以辅助研究人员将肿瘤的分子分型区分开来，特别是在结直肠癌、乳腺癌等方面具有很好的初步研究结果。本节将对几种常见肿瘤的常见分子改变的研究现状进行介绍。

一、前列腺癌

前列腺癌的病理评分 Gleason 分级，主要依赖于肿瘤组织的结构改变。而目前已经发现的大量的基因改变、分子改变，通常与 Gleason 分级存在一定的相关性，如出现某分子改变的患者的 Gleason 评分更高，或者出现某分子改变的患者常常伴随着某些特殊的病理表现，如神经内分泌前列腺癌（NEPC）的诊断中，NEPC 通常具有一些特殊的组织形态学表现，即使不采用基因检测或免疫组化染色等方法，也可以通过常规的 HE 切片观察出其改变，验证了前列腺癌细胞和组织结构形态学与分子改变的相关性。

（一）前列腺癌 SPOP 突变预测

前列腺癌中常见的基因改变包括 NKX3.1(8p21)3,4 和 PTEN (10q23)5,6 的缺失，雄激素受体基因（AR）7,8 的扩增，以及 ETS 家族转录因子基因与雄激素响应启动子 9－11 的融合，以及中国前列腺癌人群中多见的 FOXA1 突变等[22]。在前列腺癌领域，第一个预测的分子突变是 SPOP 突变，SPOP 突变是前列腺癌常见的突变之一，笔者团队在前人基础上进一步阐释了 SPOP 相关的前列腺癌发病机制[23]，在原发性前列腺癌中，SPOP 突变率为 6%～13%。Andrew Schaumberg 等建立了一个基于深度学习的统计模型，通过分析 HE 染色的整个数字切片来预测前列腺癌中 SPOP 是否突变，并使用 177 例前列腺癌患者（其中 20 例为 SPOP 突变型患者）的队列来训练该模型。结果发现其真阳性与假阳性区分度 AUROC＝0.713 28。这一研究的优点在于该方法是自动化的，只需要输入整张数字切片，深度学习算法就可输出 SPOP 突变概率，不需要人工识别切片中代表性的区域（ROI）[24]。

（二）前列腺癌融合基因 TMPRSS2－ERG 预测

与此同时，前列腺癌中的特征性融合基因 TMPRSS2－ERG，是欧美人群中显著的分子特征之一，笔者团队在 2012 年运用 RNA－seq 技术首次对中国人群前列腺癌及癌旁组织进行系统研究，发现欧美人群中普遍高频表达（50%～80%）的融合基因 TMPRSS2－ERG 在中国人群中的表达率仅有 20%左右，笔者的更大样本量的单中心分析和亚洲人群 meta 分析也提示 ERG 融合基因的出现比例较低[25]。2022 年，前列腺癌领域第一篇通过 HE 切片形态学预测前列腺癌 TMPRSS2－ERG 基因融合的报道，其作者正是第一个发现实体肿瘤融合基因的美国密歇根大学病理科 Arul Chinnaiyan 教授，正是他的实验室最早发现了 TMPRSS2－ERG[26]。

在这篇文章中，Arul Chinnaiyan 教授的团队采用了深度学习的方法，在卷积神经网络（CNN）的基础上创新了网络结构，构建了区分前列腺癌 ERG 基因融合的模型。实验中首先将数据集进行数据增强，扩展样本提高模型鲁棒性，作者将数据集按 80：16：4 比例划分为训练集、验证集和测试集。作者使用基于 ImageNet 数据集上训练的 MobileNetV2 卷积神经网络框架作为特征提取网络，使模型在训练初期具有良好的训练参数。在此基础上增加全连接层、dropout 层和预测层，使模型将识别的特征连接，防止过拟合，达到预测类别的目的。最后使用 ROC 曲线表示模型性能。这一研究的创新是分析了不同放大倍数（×10、×20、×40）的图像下，分别构建的人工智能模型的预测效果，结果显示，在 3 种不同放大倍数的情况下，人工智能模型预测的结果比较接近，AUC 可达到 0.823～0.851。这从侧面提示了在预测 ERG 基因融合方面需要的切片放大倍数较低。

（三）其他前列腺癌分子突变的预测

如前所述，前列腺癌同样可以采用类似的乳腺癌的分子分型方法进行分类，因为前列腺癌中出现 PR 等基因的概率较低，因此相对于乳腺癌也存在一定的差异，前列腺癌的 PAM50 分类分为 Luminal A、Luminal B 及 Basal，患者预后与这一种分类存在明确的相关性[4]。笔者团队正在关注采用类似的方法进行前列腺癌患者中的 BRCA 基因突变的预测。

二、肾癌

肾脏恶性肿瘤常见病理类型包括三大类：透明细胞癌、乳头状癌和嫌色细胞癌。J Uhlig 等[27]运用影像特征提取和随机森林模型，尝试在断层扫描（CT）图像预测肾癌的病理类型。Han 等[28]利用深度学习算法-卷积神经网络模型在增强 CT 图像上区分肾癌病理类型。与病理结果相比，该模型的诊断效能高达 0.9。

肾透明细胞癌占肾脏恶性肿瘤的 60%～80%，肾透明细胞癌的分级是依据 Fuhrman 核分级法。2019 年，Holdbrook 等[29]运用支持向量机的算法可以直接从组织病理学全数字图像中准确地进行核分级。肾透明细胞癌患者通常可以在酪氨酸激酶抑制剂（tyrosine kinase inhibitor，TKI）靶向治疗中获益，但靶向治疗存在个体差异[30]。Buchner[31]等构建了一种人工神经网络模型（artificial neural networks），准确地预测患者的 36 个月生存率，验证队列的准确度达到 91%。

近年来，人工智能算法也被用于肾癌手术边界的预测。为了进行肾癌部分切除术，外科医生必须确保切除肿瘤床中没有留下任何微观恶性细胞。Haifler 等使用拉曼光谱和贝叶斯机器学习分类器来可以识别手术过程中良恶性组织[32]。使用 AI 进行术中内镜视觉 3D 肿瘤重建,未来可能会提高肾部分切除术期间肿瘤切除的准确性。

三、乳腺癌

正如前面所提到的,乳腺癌的分子分型是目前所有肿瘤中相对成熟的。通过对乳腺癌进行分子分型,可以对这些患者的治疗提供一定的帮助和建议。目前普遍接受的分子分型主要有 4 种,具体分组为:激素受体(ER、PR)阳性组:管腔 A 型(Luminal A,ER 阳性,PR≥20%,HER2 阴性,Ki－67＜20%)、管腔 B 型[Luminal B,ER 阳性,PR＜20%和(或)HER2 阳性和(或)Ki－67≥20%];激素受体阴性组:HER2 过表达型(ER 阴性、PR 阴性、HER2 阳性)、基底样型(Basal-like、ER 阴性、PR 阴性、HER2 阴性)(表 9－1)。

表 9－1　乳腺癌的分子分型及用药推荐

分子分型	ER/PR	HER2	Prolif	推 荐 疗 法
管腔 A 型	＋	－	－	激素疗法
管腔 B 型	＋	＋/－	＋	激素疗法＋化疗(＋HER2 抑制剂)
HER2 阳性	－	＋		化疗＋HER2 抑制剂
基底样型	－	－		化疗

一项发表于 2019 年的研究中,影像科医师和计算机专业科研人员通过分析 211 名乳腺癌患者的磁共振 DCE 图像,应用非监督学习的方法,区分不同成分的组织在动态增强图像上的表现,发现了不同的组织内血管特征可能与乳腺癌分子亚型的相关性。最终通过随机森林的方法构建模型并进行了验证,提示采用磁共振 DCE 的图像可以有效地区分乳腺癌的分子分型,区分准确率较高(AUC＝0.897)[27]。

四、结肠癌与直肠癌

结直肠癌是目前在这领域大家关注比较多的癌种,主要的方向是与结直肠癌治疗和预后密切相关的微卫星不稳定灶的预测。其中最具代表性的研究是 2019 年发表在 *Nature Medicine* 的论文,作者通过分析 TCGA 数据库、日本和德国队列测序数据(TCGA－STAD $n＝91$,TCGA－CRC－KR $n＝105$,TCGA－CRC－DX $n＝95$,DACHS $n＝134$),建立了用于预测 MSI 的人工智能模型。研究的几个目的分别为,首先实现肿瘤区域的检测,接下来完成预测微卫星不稳定灶,随后研究人员总结了4个亚型的病理图像的特点,这些特点可以由病理科医师所观察和分类,有效地避免了同类研究中出现的黑匣子效应(图9-5)。

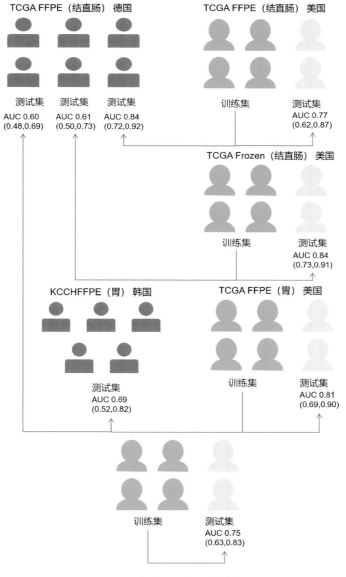

图9-5　多中心研究设计流程图

(Nat Med 文章 2019 的研究设计流程图)
注:FFPE,福尔马林固定石蜡包埋样本;Frozen,冰冻样本

该研究也是目前在这个领域出现的具有最高影响力的文章,笔者认为一方面是由于该研究是最早进行这一方面研究的同类文章之一,另一方面是由于该研究具有很大的样本量并进行了充分的研究分段流程设计,同时这篇文章也结合了临床的应用场景比较,专门与病理科医师进行了分类结果的比较。该研究可能存在的一些可提高的方向是增加患者预后情况与病理图像和 MSI 预测结果的相关性分析。

除了这篇研究,还有更多的研究实现了类似的目的。例如,来自中国的团队通过分析 TCGA 结肠癌数据库($n=429$)和国内三个单位结肠癌队列($n=785$),首先通过人工 ROI 勾画筛选肿瘤区域,通过拆分小区域(patches)后采用 ResNet‐18 进行小区域分类,将每一块小区域的 MSI‐H 的风险进行打分,并通过热图将上述区域的结果拼接起来,随后作者采用了两种后融合方式,分别是 BoW 方法和 PALHI 方法,将每一小块区域的 MSI 情况合理地融合为整个切片维度的 MSI 评分,最终确定患者是 MSI‐H 或 MSI‐L,该研究的后融合部分在发表时具有一定的创新意义[28](图 9‐6)。但在这一方面随后进行的大多研究并未达到与第一篇文章一样的高度,研究的规模和深度大多不及 *Nature Medicine* 的开山之作,笔者认为这也反映了目前这一领域研究存在的问题:测序样本和病理资料的资源限制。

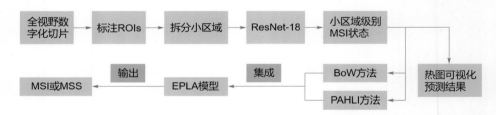

集成图像块似然聚合(EPLA)模型概述。获得每个患者的全视野数字化切片(WSI),并对其进行注释,以突出肿瘤区域(ROI)。然后,从 ROIS 中平铺斑块,使用 RESNET‐18 预测每个小区域的 MSI 状态,同时加以热图可视化预测。然后,使用 PALHI 和 BoW 分别将多个小区域级别的 MSI 整合到 WSI 级别的 MSI 预测中。最后,集成学习将两种方法的结果结合起来完成对 MSI 状态的预测

图 9‐6 采用全视野数字化切片进行 MSI 预测的研究设计示意图

五、肺癌

肺癌是全球发病率和死亡率最高的恶性肿瘤,主要分为小细胞肺癌和非小细胞肺癌,后者又分为肺腺癌(lung adenocarcinoma,LUAD)、鳞状细胞癌(lung squamous cell carcinoma,LUSC)和大细胞癌。LUAD 和 LUSC 是最普遍的非小细胞肺癌类型,两者的诊断和治疗差异较大。在 2018 年的一项开创性研究中,研究人员用全扫描组织病理图像训练深度卷积神经网络(inception v3),对 LUAD、LUSC 和

正常肺组织进行自动分类,性能与病理科医师相当,AUC 达到了 0.97。此外,该模型能够根据病理图像对多个常见的突变基因(*STK11*、*EGFR*、*FAT*、*SETBP1*、*KRAS* 和 *TP53*)进行预测,AUC 从 0.733 到 0.856 不等[29]。

EGFR 基因是 LUAD 的重要靶点,临床医师可以根据其状态结合临床信息为患者指定个性化治疗方案。例如,晚期 LUAD 患者如果存在 *EGFR* 基因突变阳性,可以选择使用靶向药物对基因进行阻断,从而控制肿瘤生长。为了揭示组织病理图像形态学特征和 *EGFR* 基因突变风险的关联,Wang 等通过深度学习方法处理数字化组织病理图像,构建 *EGFR* 基因突变的风险预测模型,从病理图像分析基因分子特征,在测试集上实现了 0.724 的 AUC[30]。

目前肺癌上相关研究已相继展开,在对 PDL-1、TMB 状态进行预测的研究也取得了不错的成果,在此不进行赘述。目前本方向的研究主要存在数据量不足的局限,未来亟待在更大的数据集上进行模型的验证。

六、膀胱癌

膀胱癌的分子分型与乳腺癌、结肠癌等相比,其临床的指导性比较低,尚缺乏能有效指导治疗选择的分类方法,有研究认为膀胱肿瘤可以根据 PAM50 的方法分为 Basal、Luminal、p53-like、双阴性(DN)4 种类型。在这一领域,研究人员采用了 HE 切片的图像分析,达到了预测肌层浸润膀胱肿瘤分子分型的目的[3]。研究人员通过分析 TCGA 所有膀胱癌患者的病理切片及转录组测序信息,将患者的切片标记为以上四种分型,并采用本单位的 16 例膀胱癌患者的组织切片和测序信息进行验证。作者建立了将病理切片分为 4 种分子分型的方法,同时,通过人工识别这四种不同的分子分型患者的 HE 切片,提出了这 4 种分子分型的肿瘤病理切片具有的特征性表现,初步避免了深度学习模型缺乏可解释性的问题,有效地避免了黑匣子效应,因此可以为病理科医师所学习。后续的对比研究显示,病理科医师通过学习,也可以有效地将组织切片分为上述 4 种病理类型。该研究存在的主要不足是没有将患者的预后情况与不同的病理图像表现建立联系,同时没有尝试进行其他维度的数据验证,笔者考虑在这样的情况下是否可以增加一些其他维度,如免疫组化的染色、原位免疫杂交等方法以验证这些发现。另外一项 2022 年发表的研究关注了膀胱肿瘤中成纤维细胞生长因子受体 3(FGFR3)突变的情况,同样是采用 TCGA 数据库的膀胱癌患者($n=327$)为研究的主要对象,并结合了当地的 Aachen 队列($n=182$)。FGFR3 的突变与多种肿瘤相关,其中在膀胱癌中 FGFR3 突变与更好的患者预后相关,并且有针对 FGFR3 的靶向治疗[31]。

　　笔者认为,膀胱肿瘤或其他尿路上皮肿瘤的治疗中最大的进展是免疫治疗药物,因此在预测免疫治疗药物相关的分子突变方面,人工智能预测的发展应该是更主要的方向,如预测微卫星不稳定、肿瘤突变负荷、PD-1、PD-L1的表达情况等。

(杨　阳　陈　辉　陈　锐)

第四节　人工智能图像分析预测肿瘤
分子突变的应用前景

　　采用人工智能深度学习算法,可以帮助研究人员预测肿瘤的分子分型。不过这一领域目前尚处在初步探索的阶段,预测效果的准确性受到许多因素的影响。本节将讨论当前这一领域面临的问题及未来这一领域的发展方向。

一、人工智能分析病理图像预测肿瘤分子效果不佳的因素

(一) 研究样本量不足影响预测准确性

　　深度学习算法最大的优势在于分析海量的数据,如果研究的数据量较小,深度学习算法的优势就不够明显。一般来说,病理切片所包含的信息量较大,一般来讲一张根治术标本的完整病理切片数据大小可以到达 200～5 000 M,而由于部分肿瘤标本的体积较小,或采样时未能完整取样等因素,导致部分标本的数据量相对较小。另一方面,尽管常规的肿瘤标本容易获得,但是同时具有分子改变检测结果的标本数量有限,比如当前的许多研究依赖 TCGA 的数据进行建模和预测,具有高通量测序信息的患者数量均为百级,鲜有超过 1 000 例高通量测序数据的患者信息可供使用。不过,随着测序技术的成本下降及学界信息整合与公开的程度加深,未来的研究将获得更多的可供分析的样本,机器学习等人工智能算法的优势也将更全面和彻底。

(二) 肿瘤的异质性影响预测准确性

　　肿瘤具有多灶性,比如前列腺癌就是典型的多灶性肿瘤。一个前列腺癌患者中,前列腺组织可能存在多个病灶。同时前列腺癌具有异质性,不同病灶可能存在不同的病理评分,从而导致不同病灶的分子改变也可能存在显著差异。目前的研究中为了应对这一问题,主要是通过基因检测进行分子分型的研究,其检测的样本量都比较小,仅能代表一部分的肿瘤特征,虽然研究人员会挑选最高病理级别和纯

度最高的肿瘤区域进行研究，但是仍然会出现一些患者在几个显著的病灶中的分子改变差异显著的情况。

（三）缺乏空间信息

空间信息的缺乏不利于图形信息与局部组织的分子改变相对应，如果能将肿瘤分子改变的信息空间化，就有可能帮助我们解决这一问题，最简单和低通量检测的方法是直接利用 HE 切片所在蜡块的连续切片的免疫组化染色及 FISH 染色的图像进行匹配。同时，随着空间转录组学的发展和普及，未来的研究有望将空间的组学信息与空间的病理图像信息进行匹配，获得更高精度的分子突变情况与病理信息的匹配。

（四）组织采样量小、组织采样不均衡

当前的基因检测手段，大多需要的测试样本质量较小，如进行全基因组测序、外显子测序等检测时，仅需黄豆大小肿瘤组织即可。在选取这样的送检组织的过程中，就可能出现选择性的偏倚和误差，如果无法选取最显著的或最具特征性的肿瘤组织，就无法对患者进行最合理的分子分型。同时，如果采用该数据进行患者生存和预后的分析，也无法获得最准确的生存预测结果。

（五）分子突变的机制和分类方法仍不完善

当前能结合多组学、多模态的数据进行肿瘤分类的样本还不多，主要的研究都要依赖于 TCGA 的相关数据，主要采用的分类方法都是进行某一维度的分类。而病理、影像学检查的图像包括了多维度的肿瘤特征，单纯地按照一维度的分类方法，可能无法完整反映患者的肿瘤分子分类。

二、人工智能分析影像学图像预测肿瘤分子效果不佳的因素

（一）图像采集不够清晰

无论是超声，还是 CT、MRI 和 PET‑CT，当前常用的影像学资料的分辨率均不高，如常规的 CT、MRI 影像学图像的分辨率较低，特别是磁共振 ADC 图、PET 影像图等，而超声图像的分辨率甚至更低且很大程度上受到成像环境和操作人员技术水平的影响。随着未来影像学检查设备的更新，将有可能获得更好质量的影像学图像，使研究的准确率获得提高。3.0 T 核磁共振目前已经在大型的三甲医院和中心医院普及，而更高场强的磁共振 7 T MRI 已经落户国内多家医疗和科研机构，随着行政审批的完成，将有望在短期内投入临床研究。

（二）图像缺乏动态表现

虽然当前的影像学检查具备一定的"动态"展示能力，例如，CT 和 MRI 的增强

检查具备动脉期、静脉期、延时期等不同的采样时间点,有利于分辨动静脉不同比例的组织的影像学特征。然而,由于当前影像学检查的局限性,无法长时间获得动态的组织成像,未来增强影像学检查技术的检测能力和提高影像学检查的普及性和便携性后,有望获得患者连续的影像学信息,从而可以获得更为精准的分子分型和突变的预测。

(三)各家医院的影像学检查同质性较差

无论是国内还是国外,虽然主流的影像学检查设备的制造商并不多,但是由于各家机构购置仪器的时间不同及采购的型号不同,仪器在相关参数上存在一定差异;更重要的是不同机构在扫描中的序列选择、参数设定、扫描前准备条件等方面都存在一定的差异性。以前列腺多参数磁共振为例,不同的机构在仪器场强、加权数目、ADC加权的b值设定、造影剂注射时间、扫描间隔等方面都存在一定差异。即使在公开发表的临床研究中也需要单独明确本单位所采用的采样条件。随着在某一检查的参数设定上达成共识,这一方面的问题可能得到缓解或解决。

三、未来发展方向

(一)核医学分子靶向技术的应用有助于提高影像学预测分子改变的准确性

近年来,核医学分子影像学技术成为前列腺癌、胰腺癌等恶性肿瘤影像学进展最快的领域。例如,以前列腺特异性膜抗原(PSMA)作为靶点的影像学技术研究越来越受到关注,PSMA靶向的核医学技术(PSMA PET-CT、PET-MR、SPECT-CT)可以通过分子探针靶向前列腺癌细胞表面的PSMA分子,并通过放射出特定的放射线,被核医学检测设备检测和定位。除此之外,一些分子靶向的核医学检查标志物有望在近年来获得突破,如成纤维细胞活化蛋白(fibroblast activation protein,FAP)存在于肿瘤基质成纤维细胞中,在细胞表面发挥作用。因为FAP在肿瘤成纤维细胞中过表达,所以研究人员构想可以通过靶向FAP的分子成像检测肿瘤,并已经在多种肿瘤中得到验证。结合分子靶向的显像分子技术,有望在人工智能辅助的领域获得进一步的发展。

(二)高精度、多功能的磁共振技术有助于提升预测准确率

随着多参数磁共振、高强度磁共振等技术的出现和初步普及,未来的磁共振影像有望获得更高清的数据,同时,反映一些生理代谢特征的功能成像获得更广泛的应用后,有望进一步提高预测的准确率。

(三)病理、影像、基因数据深度共享有助于推动本领域的发展

虽然目前已经有了一些公开的开源生物信息和影像对应的数据,但是由于大

多数据库的构建还不完善,仍然存在很多数据库中具有影像学信息而缺少病理信息、具有病理信息却缺少基因改变的信息等问题,导致"数据孤岛"现象的出现,使得当前为数不多的信息数据库的有效性受到不良影响。随着人工智能在本领域的应用进一步推广,广大的临床医学和基础医学、分子生物学、生物信息学研究人员将有更大的动力分享自己的数据,并通过交换数据获得更好的预测效果。

（许雨锶　塔　娜　陈　锐）

参考文献

［1］ Goldenberg S L，Nir G，Salcudean S E. A new era：artificial intelligence and machine learning in prostate cancer［J］. Nature reviews Urology，2019，16(7)：391-403.

［2］ Parker J S，Mullins M，Cheang M C，et al. Supervised risk predictor of breast cancer based on intrinsic subtypes［J］. Journal of clinical oncology：official journal of the American Society of Clinical Oncology，2009，27(8)：1160-1167.

［3］ Woerl A C，Eckstein M，Geiger J，et al. Deep learning predicts molecular subtype of muscle-invasive bladder cancer from conventional histopathological slides［J］. European urology，2020，78(2)：256-264.

［4］ Zhao S G，Chang S L，Erho N，et al. Associations of luminal and basal subtyping of prostate cancer with prognosis and response to androgen deprivation therapy［J］. JAMA oncology，2017，3(12)：1663-1672.

［5］ 佚名.神经内分泌前列腺癌 20 例临床病理特征及预后分析［J］.临床泌尿外科杂志,2018,33(04)：257-259,264.

［6］ 侯超.对核磁共振的成像原理及临床应用研究［J］.影像研究与医学应用,2017,1(09)：25-26.

［7］ Hectors S J，Lewis S，Besa C，et al. MRI radiomics features predict immuno-oncological characteristics of hepatocellular carcinoma［J］. European radiology，2020，30(7)：3759-3769.

［8］ Cifci D，Foersch S，Kather J N. Artificial intelligence to identify genetic alterations in conventional histopathology［J］. The Journal of pathology，2022.

［9］ Coudray N，Ocampo P S，Sakellaropoulos T，et al. Classification and mutation prediction from non-small cell lung cancer histopathology images using deep learning［J］. Nat Med，2018，24(10)：1559-1567.

［10］ Zhang H，Cai W，Wang Y，et al. CT and clinical characteristics that predict risk of EGFR mutation in non-small cell lung cancer：a systematic review and meta-analysis［J］. International journal of clinical oncology，2019，24(6)：649-659.

［11］ Narod S A，Salmena L. BRCA1 and BRCA2 mutations and breast cancer［J］. Discovery medicine，2011，12(66)：445-453.

［12］ Wang X，Zou C，Zhang Y，et al. Prediction of BRCA gene mutation in breast cancer based on deep learning and histopathology images［J］. Frontiers in genetics，2021，12：661109.

［13］ Zhang H，Zhang F，Ren F，et al. Predicting tumor mutational burden from liver cancer pathological images using convolutional neural network［J］. 2019 IEEE International Conference on Bioinformatics and Biomedicine（BIBM），2019.

[14] Xu H, Park S, Clemenceau, et al. Spatial heterogeneity and organization of tumor mutation burden and immune infiltrates within tumors based on whole slide images correlated with patient survival in bladder cancer[J]. J Pathol Inform, 2022, 13: 100105.

[15] Kather J N, Pearson A T, Halama N, et al. Deep learning can predict microsatellite instability directly from histology in gastrointestinal cancer[J]. Nat Med, 2019, 25(7): 1054 - 1056.

[16] Shao X, Lv N, Liao J, et al. Copy number variation is highly correlated with differential gene expression: a pan-cancer study[J]. BMC medical genetics, 2019, 20(1): 175.

[17] Qu H, Zhou M, Yan Z, et al. Genetic mutation and biological pathway prediction based on whole slide images in breast carcinoma using deep learning[J]. NPJ precision oncology, 2021, 5(1): 87.

[18] Schmauch B, Romagnoni A, Pronier E, et al. A deep learning model to predict RNA-Seq expression of tumours from whole slide images[J]. 2020, 11(1): 3877.

[19] Zhang B, Yao K, Xu M, et al. Deep learning predicts EBV status in gastric cancer based on spatial patterns of lymphocyte infiltration[J]. Cancers, 2021, 13(23): 6022.

[20] Kather J N, Schulte J, Grabsch H I. Deep learning detects virus presence in cancer histology [J]. 2019.

[21] Klein S, Quaas A, Quantius J, et al. Deep learning predicts HPV Association in oropharyngeal squamous cell carcinomas and identifies patients with a favorable prognosis using regular H&E stains[J]. 2021, 27(4): 1131 - 1138.

[22] Barbieri C E, Baca S C, Lawrence M S, et al. Exome sequencing identifies recurrent SPOP, FOXA1 and MED12 mutations in prostate cancer[J]. Nature genetics, 2012, 44(6): 685 - 689.

[23] Zhang P, Wang D, Zhao Y, et al. Intrinsic BET inhibitor resistance in SPOP-mutated prostate cancer is mediated by BET protein stabilization and AKT-mTORC1 activation[J]. Nat Med, 2017, 23(9): 1055 - 1062.

[24] Schaumberg A J, Rubin M A, Fuchs T J. H&E-stained whole slide image deep learning predicts SPOP mutation state in prostate cancer[J]. 2017.

[25] Kong D P, Chen R, Zhang C L, et al. Prevalence and clinical application of TMPRSS2-ERG fusion in Asian prostate cancer patients: a large-sample study in Chinese people and a systematic review[J]. Asian journal of andrology, 2020, 22(2): 200 - 207.

[26] Dadhania V, Gonzalez D, Yousif M, et al. Leveraging artificial intelligence to predict ERG gene fusion status in prostate cancer[J]. BMC cancer, 2022, 22(1): 494.

[27] Fan M, Zhang P, Wang Y, et al. Radiomic analysis of imaging heterogeneity in tumours and the surrounding parenchyma based on unsupervised decomposition of DCE-MRI for predicting molecular subtypes of breast cancer[J]. European radiology, 2019, 29(8): 4456 - 4467.

[28] Cao R, Yang F, Ma S C, et al. Development and interpretation of a pathomics-based model for the prediction of microsatellite instability in colorectal cancer[J]. Theranostics, 2020, 10(24): 11080 - 11091.

[29] Coudray N, Moreira A L, Sakellaropoulos T. Classification and mutation prediction from non-small cell lung cancer histopathology images using deep learning[J]. Nat Med, 2018, 24(10): 1559 - 1567.

[30] 王荃, 沈勤, 张泽林, 等. 基于深度学习和组织形态分析的肺癌基因突变预测[J]. 生物医学工程学杂志, 2020, 37(01): 10 - 18.

[31] Loeffler C M L, Ortiz Bruechle N, Jung M, et al. Artificial intelligence-based detection of FGFR3 mutational status directly from routine histology in bladder cancer: a possible preselection for molecular testing? [J]. Eur Urol Focus, 2022, 8(2): 472 - 479.

第十章 人工智能在前列腺癌治疗和随访的应用

关键词：人工智能，前列腺穿刺，影像引导，增强显示，前列腺癌，机器人手术，手术技能，培训，外放疗，靶区，神经网络，计划设计，粒子植入，健康监测，随访

第一节 人工智能技术结合超声/磁共振引导靶向穿刺

一、概述

自 1990 年起，德国基尔大学的 Tillmann Loch 教授作为创立者，浙江大学医学院附属第一医院的谢立平教授作为参与者率先将人工神经网络（ANN）技术运用于经直肠超声（TRUS）以用于前列腺癌的早期诊断[1]。该技术的开发主要是为了解决传统 TRUS 面临的困境，即 TRUS 图像上前列腺良性和恶性病灶难以视觉鉴别。该技术自创立起，先后于德国、法国、瑞典、挪威等多国进行技术推广，医学权威著作《坎贝尔泌尿外科学》评价该技术时指出，人工神经网络技术能够提高 TRUS 图像对于前列腺癌的辨识度，能够发现人眼不能辨识的肿瘤，具有重要的研究价值[2]。2013 年 11 月，在德国石荷州与中国浙江省州省合作框架协议的基础上，谢立平教授将该技术引入中国，并对该技术进行了优化与发展，进而在全中国进行技术推广。2015 年 11 月，谢立平教授根据中国人群前列腺癌发生发展的特点与该技术的特性，创造性地将该技术命名为恩纳人工智能超声技术（artificial intelligence ultrasound of the prostate，AIUSP)。

二、原理

恩纳人工智能超声技术通过计算机数字化分析对 TRUS 图像进行参数化标记，利用透明映射技术将同一层面的病理大切片标本与参数化标记后的 TRUS 图像进行融合，采用 ANN 分析技术建立模型，通过大样本病例训练、验证、完善模型，最终应用于前列腺癌的诊断。

操作者自前列腺尖部起至精囊水平止，每隔 5 mm 留取灰阶超声图像，储存于计算机备用。前列腺区被定义为感兴趣区域(ROI)，ROI 的像素分布及灰阶程度通过视窗性分析以获得并记录。每幅 TRUS 图像所包含的不可肉眼识别结构以 324 位像素方形矩阵的形式包含于六个输入神经元中(E、g、L、I、D 及 d)，这些输入神经元对像素分布的数字形态测定关系进行了描述(E, number of edges; g, dispersion of edge intensity; L, average size of edges; I, dispersion of edge size; D, contrast intensity of edges; d, dispersion of edge contrast)。

与 TRUS 图像相对应层面的前列腺癌组织被制成病理大切片，每一层面上的肿瘤区域、前列腺囊、移行带边界等结构用黑色墨水标注，储存于计算机备用。在计算机上利用透明映射技术将病理大切片虚拟覆盖于同一层面的 TRUS 图像上，并在 TRUS 图像上将对应良性组织区域、肿瘤组织区域等进行标注。将标注好的每一层面的 TRUS 图像及其相应的六个输入神经元数据储存为单独的文件备用。

利用 Neuroshell2 软件(WardSystems Group，Inc.，Frederick, MD)将输入神经元(E、g、L、I、D 及 d)及输出神经元(病理结果)通过隐藏神经元进行关联，以完成 ANN 的构建。为了与软件的传递函数兼容，所有的变量都被归一化到 0~1，最后选择假阳性结果最少的最佳输出，并通过 50 例样本的训练、500 例样本、2 000 个层面的验证、评估及优化，最终建立恩纳人工智能超声。

现今主流的前列腺穿刺技术最终都需要在超声引导下才能实现。超声/磁共振融合技术利用专门的硬件及软件将在磁共振图像上标记的癌变可疑区域反映在实时的超声过程中，这种技术对穿刺靶点的判断本质上依赖于对磁共振影像的解读，即超声图像自身与其他影像资料的结合，因此谢彦奇等形象地将其形容为"外部融合"(external fusion)，并相对地将基于恩纳人工智能超声的相关技术定义为"内部融合"(internal fusion)[3]。在探查癌变可疑区域时，恩纳人工智能技术仅需对超声图像本身进行分析。其次，操作者在穿刺过程中可以借助前列腺内在标志物(internal landmark)精确定位靶点。前列腺内在标志物，即前列腺中天然存在的、在超声下具有显著影像学特征的常见病理或生理结构，如前列腺钙化灶、囊肿或精阜等。基于这些标志物的"内部融合"技术不仅可以实现精准的前列腺靶向穿刺，并且可以在前列腺健康趋势监测（trend monitoring）过程中对想要长期观察比较的可疑区域进行持续的准确定位。

三、工作步骤

患者取左侧卧位，自前列腺尖部起至精囊水平止，每隔 5 mm 留取超声影像（图 10-1）。将图像发往恩纳人工智能超声中心对超声图像进行实时在线分析。根据分析结果对前列腺进行健康管理，评估前列腺穿刺必要性，指导靶向穿刺。

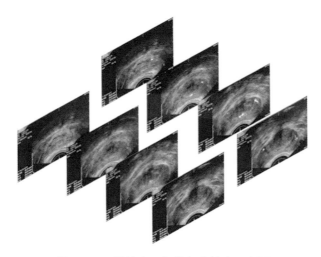

图 10-1　恩纳人工智能超声技术示意图

左侧为传统经直肠超声图像，右侧为恩纳人工智能超声图
像，亮红色区域高度怀疑前列腺癌，用于指导靶向穿刺

四、临床效果分析

针对恩纳人工智能超声技术的国际单中心及多中心研究结果显示，恩纳人工智能超声技术将前列腺癌的检出率提高至 41%～50%[4,5]。恩纳人工智能超声技术可以通过趋势监测对前列腺进行健康管理。超过 12 年的随访数据观察表明，该技术能够清楚地展现前列腺癌的进展过程，其预测准确率达 97%[6,7]。

2013 年，在德国石荷州与中国浙江省州省合作框架协议的基础上，作为该技术早期研发的参与者，谢立平教授将该技术引入中国，初步研究结果发现，恩纳人工智能超声技术靶向穿刺能够将前列腺癌的检出率提高至 46.2%，其中，对于传统穿刺阴性的患者，恩纳人工智能超声仍能够检出 36.8％的前列腺癌[8]。在初步研究结果的基础上，谢立平教授团队进一步开展了一项比较恩纳人工智能超声靶向穿刺（AIUSP 组）、12 针系统穿刺（系统穿刺组）及 mpMRI 辅助 12 针系统穿刺（mpMRI 组）的随机对照研究[9]。这项针对 400 例患者的前瞻性随机对照研究结果发现：① AIUSP 组的前列腺癌检出率为 49.6％，而系统穿刺组和 mpMRI 组分别为 34.6％和 35.8％，AIUSP 组的前列腺癌检出率最高；② 总穿刺患者中的每针阳性率，AIUSP 组为 22.7％，系统穿刺组为 11.0％，mpMRI 组为 12.7％；③ 确诊为前列腺癌的患者中的每针阳性率，AIUSP 组为 45.7％，系统穿刺组为 31.9％，mpMRI 组为 35.4％；④ 系统穿刺组和 mpMRI 组分别需要穿 35 针和 34 针才能诊断 1 例前列腺癌，而 AIUSP 组只需穿 12 针即可诊断 1 例前列腺癌。

现有资料显示，恩纳人工智能超声通过指导前列腺靶向穿刺，能以较少的穿刺针数取得较高的前列腺穿刺阳性率，并能发现既往系统穿刺阴性的前列腺癌，同时能有效监测前列腺癌进展，具有重要的临床应用价值。

（谢彦奇 王 潇 谢立平）

第二节 人工智能+增强显示用于引导前列腺癌手术

随着外科器械与装备的发展，RP 手术方式也经历较大的转变，机器人辅助技术的引入使 RP 进入了机器人技术时代。手术机器人拥有三维高清视野，机械转动更加小巧灵活，可有效减轻患者的疼痛，减少术中出血、术后并发症、术后恢复时间等。通过机器学习，可有效将手术机器人的优势与人工智能分析数据的优势结合，从而实现手术技术的标准化和自动化。值得注意的是，自动手术机器人技术在泌尿外科的尝试可以追溯到 20 世纪 80 年代，John Wickam 开发了一款自动经尿道前列腺切除机器人，名为 PROBOT[10]。尽管该系统未实现大规模生产，但证明了自动化机器人手术是可行的，并且治疗效果是可以接受的。

一、人工智能与增强现实引导手术

人工智能系统可以通过增强现实技术改善术中解剖的可视化，通过增强现实叠加将手术目标的 3D 重建准确地定位在患者的解剖结构中，为外科医生提供更加清晰的手术视野,同时更轻松地辨认血管、神经、肿瘤等重要的解剖结构及解剖边界等[11]。这些系统在手术操作中显示了明确的优势,但是在情况不断变化的现实临床工作中,其依然缺乏较高的精准度,因此它们在实际案例中的应用仍然处于试验阶段[12,13]。在这种情况下,机器学习自动配准模型可以应用于增强现实技术,从而适应运动的组织器官或空间结构。因此,在基于视频的外科识别方面仍需要取得更多的进展,才能更好地适应多变的外科手术的实际应用场景。此外,从视野背景中自动识别机器人器械可以避免图像叠加造成的遮挡,从而发挥更佳的手术指导效果。Yan Zhao 等通过集成二维 CNN,提出了一种操作动作概率估计器,该二维 CNN 模型通过提取手术状态图像的特征,然后直接映射到动作概率。研究人员提出了一种眼手协同伺服算法,以结合二维 CNN 与具有识别导线操作力的多输入一维 CNN,并在闭环下控制机器人。真实的机器人被用于实验室条件下,用于收集数据和任务性能评估。与现有技术相比,基于 CNN 的方法展示了其适应不同情况的能力,并获得了相似的成功率。可实现机械手手动操作相似的操作轨迹并保持相似的操作力水平。当 ML 可以提供手术期间组织器官的运动补偿,从而具备更优秀的识别功能时,就能够在术前 3D 成像数据集和患者之间建立更准确的联系,这也将为实施"类似 GPS"的手术导航策略提供可能[14]。

二、人工智能提升手术机器人的交互和安全性

人工智能在手术机器人中的潜在应用包括外科手术的自动化和标准化、环境与外科机器人之间的安全交互,以及外科医生与外科机器人之间的安全交互。Sarikaya 等[15]在 2017 年提出了一种深度学习方法,可以用于机器人辅助手术图像中的仪器检测和定位。人工智能机器人技术的评价指标是对手术后临床结果的预测。Hung 等[16]开发的深度学习算法,可以根据手术医师的术中操作,包括手术时间、器械运动学、摄像机移动、系统事件和 Endowrist 关节指标,预测机器人辅助腹腔镜前列腺切除术(robotic-assisted laparoscopic prostatectomy,RALP)后 3 个月和 6 个月的尿失禁发生率。

人工智能系统和 ML 模型的最新发展为下一代手术机器人铺平了道路,这些机器人可以在人的监督下自主学习并自主执行不同的任务[17]。自动机器人在工业上的应用已经非常成功,但此类系统必须进一步优化和完善,方能应用于人体手术处理复杂的软组织和不可预见的事件。目前认为,自主机器人手术的潜在应用主要为在受限空间进行精确解剖的手术,从而防止医源性手术损伤。在进入临床实践之前,必须确定自主机器人手术的性能评估标准。需要评估的最重要问题是

对不可预见事件的适应、手术姿势的准确性和可重复性。在这方面,手术姿势的自动化可以克服外科医生之间的固有差异,并可以产生更一致和可预测的结果。此外,合理处理不可预见的情况或并发症是自主手术面临的主要挑战之一,因为机器人系统通常会选择一个随机解决方案来解决尚未训练过的情况。因此,使用更多样化的训练模型可以提高自主手术机器人在处理各种情况下的性能。

(年新文　沈显琦　张文辉)

第三节　人工智能用于机器人手术技能提升及教学

利用计算机来增强人在各方面的表现是人工智能的初衷。在临床医学尤其是外科学中,人工智能已被证明能够配合医师来改善临床工作中的决策制定,比如降低穿刺活检诊断为高风险病变但术后发现是良性的患者的肿瘤切除率[18]。

一、基于多组学信息的大数据构建人工智能手术平台

对于泌尿外科手术来说,基于机器学习的人工智能已利用在了前列腺手术机器人辅助平台,如根治性前列腺切除术[19]。人工智能在手术机器人中的潜在应用不仅包括手术操作的自动化、帮助外科医生制定决策以及手术流程制定和标准化等,还包括本节要讨论的协助外科医师开展的手术教学和培训等[20]。这些应用都有助于外科医师提升自身,并最终在临床中获得提高以改善患者的治疗效果。

人工智能可以帮助汇集和总结手术经验,构建成类似于组学信息的大数据平台,从而将领域内的手术决策和技术操作进行应用。大数据可以用来创建一种“集体手术意识”,它承载了该领域的全部知识,能够促进技术完善,提供实时临床决策支持,例如,在术中类似于 GPS 的指导。而基于组学数据,外科医师还可以通过将他们在临床中观察到的看似简单的现象(如解剖学和生理学)与更复杂的临床结果(如疾病病理生理学、手术过程或术后并发症)进行关联,从而将自身理解传授给数据科学家进行机器学习,最终为数据科学家去解释和挖掘数据提供价值[21]。因此,基于大数据的人工智能手术平台构建,能够通过临床中积累的案例进一步提高术者自身的理论知识学习和实践技术获取[22]。此外,手术机器人拥有一系列传感器以提供多模态传感设备的实时流数据。除了来自环境的数据(如患者生命体

征），处理器和人工智能算法还集成了视觉、触觉和位置数据源，通过机器人的执行器而输出手术操作。这些输出使得机器人适应各种环境和条件变化，实现手术中对操作目标和动作的修改（图 10 - 2）。

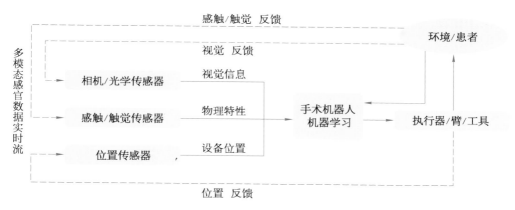

图 10 - 2　手术机器人机器学习多模态感官数据的实时流

二、人工智能手术评估体系提高手术技能

手术技能是决定患者预后的关键因素，因此，越来越多的研究关注到了手术技能的评估体系建设[23]。而利用人工智能建立的机器人手术评估体系目前已经能够提高和改善术者的手术技能，且已被应用在机器人辅助根治性前列腺切除术中[24,25]。例如，利用手术视频集中获得的跟踪数据来深度学习和开发评估手术技能水平的分类器，从而对外科医生的手术技能进行分类。尽管数据集有限，但该系统具有的高性能这意味向量机分类器系统能够准确预测技能水平[26]。之后也有研究探索并验证了一种新型记录器能够捕获外科医师在实施机器人辅助根治性前列腺切除术时的表现指标，评估的指标包括任务完成时间、仪器移动距离和摄像机移动方面等[27]。通过在新手和高资历机器人医师之间进行比较表明，专家在手术期间更有效率和指导性，该记录器的开发为制定手术培训指标奠定了基础，也有助于提高机器人手术技能的评估标准化。

总之，通过构建大数据来整合手术经验和操作过程，以及捕获机器人手术的各项客观指标，再通过机器学习和深度学习算法进行分析，最终能够帮助外科医师学习机器人手术并评估医师表现，最终提升手术技能[28]。

（年新文　沈显琦　张文辉）

第四节　人工智能在前列腺癌放疗中的应用

随着放疗设备和技术的不断改进,放疗在前列腺癌的治疗中发挥着越来越重要的作用[29,30]。人工智能在前列腺癌放疗中的应用按照放疗方式主要体现在前列腺癌的外放疗和前列腺癌的粒子植入两个方面。

一、人工智能在前列腺癌外放疗中的应用

(一)外放疗的流程

外放疗的流程非常复杂,包括放疗前评估、体模制作、模拟定位、靶区勾画、制定处方剂量、计划设计、计划验证、治疗等过程。其中,靶区勾画需要临床医师结合其他诊断结果、影像资料(包括多参数 MRI、ECT、PSMA PET - CT、PSMA PET - MRI 等),在患者定位 CT 上勾画肿瘤靶区和危及器官(organs at risk,OAR),然

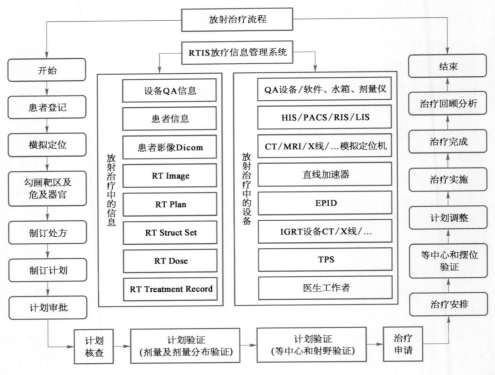

图 10 - 3　放疗示意图全流程

后由上级临床医生确认靶区和危及器官的轮廓并制定处方剂量,再由物理师进行计划设计。放射治疗计划经过物理师优化设计调整、放疗医生评估确认、计划验证后就可以用于临床治疗,如图 10-3 所示。

靶区勾画和计划设计是放疗流程中至关重要的两个步骤,然而,这两个步骤非常繁复冗长,需要耗费大量人力和时间,且存在人为的不确定性。因此,寻找新的更精确、更省力的技术来代替重复的人工并提高放疗的精确性迫在眉睫。

（二）人工智能在外放疗中的应用

近年来,人工智能技术的飞速发展为此提供了契机。AI 在图像的识别和学习中有着巨大的优势。现阶段以机器学习算法为代表的人工智能技术取得了飞速发展,在医疗领域的分割、预测和识别等各方面都取得了跨越性的提升。

人工智能是一个广义的术语,指的是各种计算机技术。机器学习和深度学习是讨论人工智能时经常出现的两个话题。机器学习是人工智能的一个分支,深度学习是一个以类似方式工作的机器学习领域,如图 10-4 所示。

McIntosh C 等[31]将 ML 从开发到采用有效整合到常规临床使用中(图 10-5),通过人工和机器学习对前列腺癌放疗计划回顾性和前瞻性对比的研究,发现 89% 的基于机器学习生成的放疗计划符合临床要求且其中 72% 可以被选择,大大提高了工作效率,反映了人工智能应用在放疗计划设计中的可行性。

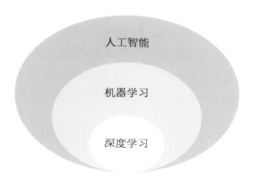

图 10-4　人工智能、机器学习、深度学习之间的关系

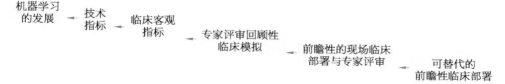

图 10-5　机器学习开发至临床使用过程

此外,深度学习和深度卷积神经网络(convolutional neural network,CNN)技术被认为是医学图像处理的最新技术[32-34]。卷积神经网络是深度学习的一个子集,而深度学习又是机器学习的一个子集,而机器学习属于人工智能的总称。神经

网络由"层"组成——一个输入层和一个输出层,两者都由节点组成;而深度神经网络在输入和输出层之间有一个或多个额外的隐藏层,这些隐藏层同样由节点组成,通常用于检测图像中的深度特征信息。

以上两种较为常见的机器学习算法广泛应用于前列腺癌放疗的各个方面。人工智能在前列腺癌放疗中的临床应用主要体现在以下三个方面:靶区自动勾画、放疗计划相关剂量分布预测和自动计划。

1. 靶区自动勾画　靶区和危及器官的精确勾画是保证精确放射治疗的重要环节和前提,但手动勾画需要花费医师大量的时间,且不同医师或同一医师在不同时间勾画的靶区也不尽相同,勾画的重复性差异直接影响治疗计划的质量。靶区和危及器官的自动分割是解决上述问题的有效方法,它能够节约勾画时间、提高勾画的一致性。近年来,关于自动分割的研究越来越多,主要包括基于图谱库和基于神经网络的深度学习自动分割。

基于图谱库的深度学习自动分割需先使用已经勾画好感兴趣结构的图像建立参考图谱库,然后通过目标 CT 图像与图谱库内的参考图像形变配准后,将图谱轮廓映射到目标 CT 上,从而实现对目标图像的自动勾画,其缺点是难以处理患者之间的解剖学差异,尤其是对于边界模糊或形态结构复杂的靶区和 OAR,其分割效果不尽如人意[35,36]。其中,基于图集的自动勾画(atlasbased auto-contouring, ABAS)是一种广泛应用的方法,通过一组具有代表性的患者仔细勾画的 OAR 作为参照集(即图谱)来勾画新患者的轮廓[37]。崔志强等使用 ABAS 以患者第 1 程定位图像为参考图像,实现对第 2 程定位图像上 OAR 的自动勾画(图 10 - 6),应用 Prostate 和 General 两种不同的自动勾画算法,其结果与手工勾画具有差异性,Prostate 算法勾画膀胱、直肠优于 General 算法。自动勾画用于放射治疗计划之前,需经过必要的校准及修改,方能发挥 ABAS 勾画优势。

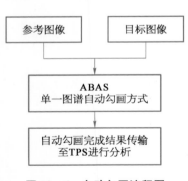

图 10 - 6　自动勾画流程图

基于神经网络的深度学习自动分割也是临床研究热点,其在勾画准确性和勾画速度上均有明显优势。深度学习中应用最多的是卷积神经网络算法,其常用的图像分割网络架构是 U - Net[38] 和 V - Net[39]。U - Net 网络非常简单,前半部分作用是特征提取,后半部分是上采样。在一些文献中也把这样的结构叫作 Encoder - Decoder 结构。因为此网络整体结构类似于大写的英文字母 U,故得名 U - Net。U - Net 使用较少的数据即可训练,分割准确性较高、速度快,现已被广泛应用于医学图

像的自动分割[40]。Milletari 等[41]提出了 V‑Net，V‑Net 是 U‑Net 网络结构的
3D 版本，与 3D‑U‑Net 不同，其引入了 Dice 系数损失函数，通过这种方式，网络
可以处理前景体素和背景体素之间存在强烈不平衡的情况。V‑Net 在每个分辨
率阶段实现了残差学习，自动分割时根据不同的分割任务，选择合适的网络算法。
近年来，基于深度学习的算法模型与传统模型相比，取得了巨大的进步。马辰莺
等[42]采用改进的 VB‑Net 深度学习网络应用于宫颈癌术前临床盆腔淋巴引流区
和宫旁区域以及术后盆腔淋巴引流区的分割，在测试数据集上平均自动勾画与参
考勾画的吻合度分别达 80.0%、70.0% 及 86.0%。王学涛等[43]在经典 U‑Net 网
络中引入残差单元和注意力机制单元对乳腺癌临床靶区及危及器官进行勾画，在
测试数据集上平均自动勾画与手动勾画结果的吻合度分别达到 80.5% 及 92.0%。
Cao 等[44]在 U‑Net 基础上提出了一种 DDUnet 深度学习网络，应用于食管癌术
后临床靶区勾画，在测试集中验证精度达 86.7%。以上研究初步证明了基于深度
学习自动勾画肿瘤靶区的可行性。

　　2. 放疗计划相关剂量分布预测和自动计划　　通过手动调整进行剂量‑体积目标
的迭代，使患者的辐射剂量达到最佳分布，这将导致几个小时的尝试和错误的人工工
作，加上临床专业知识的差异和严格的临床时间表所施加的时间限制，可能导致不
理想的放疗计划和治疗效果[45-47]。因此，提前进行靶区及危及器官受量的预测。
基于剂量体积直方图（dose volume histogram，DVH）预测、深度学习方法的放疗
计划相关剂量分布预测是采用神经网络学习等方法构建患者几何解剖结构特征与
对应放疗计划三维剂量分布的关联模型，用于新患者的计划剂量学特性预测[48-50]。

　　自动计划主要分为两大方法：以剂量预测为指导的目标函数调优方法和以参
数数值迭代调整的策略遍历方法。第一种方法也即最初由美国杜克大学研究团队
提出来的基于经验放疗（experience based radiotherapy，KBRT）。以往研究结果
显示，使用 KBRT 技术可以减小不同物理师设计计划的质量差异，提高整体质
量[51,52]。但该方法有一定的局限性：首先必须是基于剂量设计的目标函数才能够使
用该方法；其次 DVH 预测结果直接决定了计划成败，用户利用既往同类型高质量计
划建立模型，并经过统计学和剂量学双重验证，验证过程需要根据统计学提示对每个
离群值对应的原计划逐一排查处理，而每改变一次模型分组都需要重新进行训练拟
合，并由此产生新的离群值[53]，整个过程十分烦琐耗时。另一种方法，通俗来讲，就
是人工试错的方法，通过遍历所有可能的计划找到最佳的计划设计。安德森癌症治
疗中心研发的 MdaccAutoPlan 系统用于自动选择照射角度和调整目标函数参数，
其后该系统搭载于荷兰 Philips 公司的 Pinnacle3 TPS 系统中，并在医疗机构中试

用[54]。Christian Fiandra 等通过基于 Raystation 平台实现了前列腺癌的 VMAT 放射治疗的自动计划功能[55]。但该方法也有不足，这种遍历方法仅仅是对各种参数进行组合，并没有考虑图像信息，且参数较多的情况下运行时间过长[56]。

　　3. 基于机器学习的放射组学　　放射组学生物标志物，通常被称为放射组学"特征"，放射组学特征可以随着时间的推移重复跟踪特定的肿瘤[57]，绘制肿瘤内的空间异质性，并在个体内独立评估多个不同的病变[58]。放射组学的工作流程包括图像采集和处理、感兴趣区域（ROI）定义、特征提取、数据集成和临床应用。所有这些元素都与固有的困难相关联，每个元素都需要自己的一系列步骤。在放射组学中，提取的图像特征基于定义的 ROI。人工智能方法在分割任务自动化方面的能力[59]是从传统放射组学中观察者定义的 ROI 迈出的重要一步。专门用于自动分割的机器学习方法是人工神经网络、支持向量机和深度学习[60]。

　　在放射组学分析中，最近开发了一种称为"自动编码器"的无监督深度神经网络来生成纹理描述符[61]，根据数据集中的最近邻和支持向量对特征进行分类，并且已经训练过的模型可以对新数据进行分类[62]。有监督的基于人工智能的特征提取需要大数据集，这将需要一个约定的本体来命名 ROI，以减少格式的可变性[63]。已经报道了一项针对前列腺癌和头颈癌的此类计划，其中一种名为"Stature"的工具支持方法成功地重新标记了放射治疗 ROI 和 DVH 指标，并采用 AAPM 发布的 TG-263 报告，允许从 DVH[64] 中自动提取这些数据。

　　事实上，稳健的模型还应包含成像以外的患者特征，如基因组图谱、患者病史和血清标志物，以提高其可解释性[65]。

　　总之，人工智能应用在前列腺癌外放疗中的发展和前景不可估量，向着更多、更精、更准的方向为临床服务。

二、人工智能在前列腺癌粒子植入中的应用

　　放射性粒子植入因其微创、不开刀、并发症少、疗效确切等优点在欧美等国家已经作为早期前列腺癌的根治性治疗手段之一。近年来，随着放射技术的革新，放射性[125]I粒子植入术被逐渐应用于前列腺的治疗中，临床疗效显著，具有操作简便，对周围组织损伤小，术后恢复快，并发症少等多种优点。

（一）粒子植入的流程

　　前列腺癌的粒子植入流程主要包括：病情评估、术前模拟 CT 定位、术前计划设计、打印 3D 个体化模板、粒子植入、术后剂量验证等几个方面。传统的前列腺癌粒子植入在超声引导下进行，近年来，CT 图像引导的粒子植入也在不断进展。

（二）人工智能在前列腺癌粒子植入中的应用

1. 3D 打印在前列腺癌粒子植入中的应用　CT 引导下的粒子植入非常复杂和耗时,并且操作员需要花费很长时间学习这些技能。由于患者的身体运动对危及器官的干扰,很难完全遵循预先计划,并且规定的剂量并不总是适合实时手术条件[66]。随着 3D 打印技术在医学科学中的广泛应用,已经开发和设计了一种新的用于粒子植入的数字引导 3D 打印模板,其中包含中心 X 轴和 Y 轴及针孔之间 5 mm 的数字信息[67]。根据其功能,有两种数字模板:3D 打印共面模板(3D printing coplanar templates,3D - PCT)和 3D 打印非平面模板(3D printing of non-flat templates,3D - PNCT)。图 10 - 7 展示了 3D 打印共面模板的流程。当穿刺针需要保持在同一方向上并彼此平行时,指示 3D - PCT。通过 3D - PCT 指导,可以实现人体大多数位置植入粒子辐射剂量的最佳一致性。3D - PNCT 用于非平面针分布,其中针不能保持平行,但具有优化的一致性。

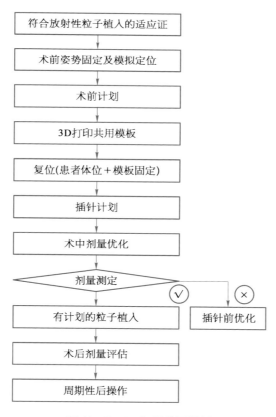

图 10 - 7　3D 打印共面模板

图像导航系统与 3D 打印模板技术相结合,用于放射性^{125}I 粒子植入治疗,显示出良好的准确性和可行性,并表现出良好的植入计划分级完成[68]。

2. VR/AR 技术在前列腺癌粒子植入中的应用　　虚拟现实技术(virtual reality, VR)由 Jaro Lanier 在 1986 年提出。在 20 世纪 90 年代早期首次应用于临床医学,允许将复杂的医疗数据可视化,并在术前规划手术。Ukimura 和 Gill[69]等首次将 AR 技术应用于微创泌尿外科手术中,在临床上应用术中实时 US 与术前 CT/MRI 融合的实时虚拟超声(real time virtual ultrasound, RVS)系统进行腹腔镜肾部分切除和根治性前列腺切除手术,首次应用 AR 可视化系统,帮助医师理解手术视野之外的三维解剖结构实验表明增强现实能够有效应用于医疗。Simpfen dörfer、Teber 等[70]提出一种基于术中锥束计算机断层扫描(cone beam computed tomography, CBCT)结合带有标记的增强现实技术(augmented reality, AR)图像导航方法,该方法解决了在手术过程中器官运动变形,不能准确地叠加成像的问题。Marien[71]等研发一种新型经皮导航系统,该系统将位置跟踪技术和可移动平板显示器集成化,能够借助穿刺针的重叠穿刺线来可视化内部器官的三维解剖结构。基于此,有研究[72]设计了可穿戴的增强现实设备,帮助医师在诊断和治疗过程中将医学图像数据进行可视化,提高工作效率和手术安全性,并期望能够实现人机交互。此外,深度学习和不同的算法被用于计划粒子植入的最佳位置,通过深度学习,基于多张手动分割的图像进行训练,再使用较优的粒子植入路径算法,使得人工智能够应用于临床并得到全局最优解。

综上所述,根据放疗方式将前列腺癌的放疗分为外放疗和内放疗(如粒子植入)。人工智能在前列腺癌外放疗中的应用主要体现在:靶区自动勾画、放疗计划相关剂量分布预测和自动计划、基于机器学习的放射组学。人工智能在前列腺癌粒子植入中的应用主要体现在:3D 打印模板的应用和 VR/AR 技术的应用。当然,随着人工智能技术的发展,其在前列腺癌放疗上的应用范围将越来越广,不仅在前列腺癌的诊断、治疗等方面发挥着重要作用,其在肿瘤预后、风险预测等方面同样具有巨大潜力。

(赵文娟　赵宪芝)

第五节　人工智能在前列腺癌健康
监测及随访中的作用

相比于肝癌、胰腺癌等高恶性程度、进展快的肿瘤，前列腺是典型的"惰性"癌症，即便到了晚期，其 5 年生存率也可高达 90％ 以上。而前列腺癌的长生存期也随之带来一个问题，那就是患者需要积极的高频次监测以明确肿瘤是否进展。

一、传统高频 PSA 监测增加患者及医疗负荷

上述问题的例子有很多，比如前列腺癌根治术是早期前列腺癌的最重要治疗方法之一，理论上，完全地切除前列腺肿瘤，可以达到根治性治疗的目的。但是实际工作中，根治术后仍有 15％～45％ 的患者会在术后某一时间段内出现前列腺癌的肿瘤指标（PSA）的再次升高，如果连续两次 PSA 均高于 0.2 ng/mL 就属于生化复发，提示肿瘤复发或转移。如果患者出现复发，就需要尽快地进行治疗，而由于不知道哪些患者会出现复发，因而目前临床上只能依靠非常频繁地监测 PSA 来检测患者是否复发。然而，多种原因导致高频次监测并不现实，比如有些患者依从性差导致无法按时进行检查，从而耽误治疗；多次检测增加了患者的负担，同时也增加了我国卫生事业开支的负担等。

二、机器学习模型整合多组学数据预测临床预后

传统的生化复发评估被广泛应用在临床实践，主要以前列腺癌风险评估、Kattan 列线图和 Han tables 模型等为主[73,74]。而最近的研究已经能够将基于统计学、计算机科学和人工智能的机器学习算法引入早期识别生化复发高风险患者的模型建立中。这些研究通常利用患者的基础临床信息，以及术前和术后的各项参数开发机器学习模型，最终用于预测长期随访患者的生化复发[75]。此外，有研究也通过比较发现，机器学习模型在预测机器人辅助根治性前列腺切除术后早期生化复发方面，比传统的 Cox 回归分析能更准确[76]。

除了基础临床参数，还有基于影像学数据来预测前列腺癌复发的多项研究。如利用[18]F‐FACBC PET 扫描的影像信息来开发卷积神经网络模型分类器，进而预测肿瘤复发和转移[77]。CNN 模型使用两种不同的架构进行训练，一种是基于单切片方法的 2D‐CNN（ResNet50），另一种是使用每个 PET 图像一百个切片的

2D－CNN 和 3D－CNN(ResNet－14)(基于案例的方法)。利用正电子发射断层扫描/磁共振成像(PET－MRI)的机器学习,无需活检采样,就有可能增强原发性前列腺癌患者的风险分类及生化复发预测[78]。病理学数据亦是前列腺癌预后预测的重要临床信息,利用临床病理学识别和深度学习预测的研究也是近年来的热点。PLNM－Risk 计算器可以提供一种非侵入性临床生物标志物来预测前列腺癌患者的盆腔淋巴结转移,从而确定适当的治疗方案而减少患者的过度治疗负担[79]。还可以利用病理载玻片数字化之后的信息来计算基质形态学的衍生图像特征,最终提高前列腺癌患者的预后和风险分层的准确性[80]。最后,整合了多组学数据尤其是基因组学的机器学习算法,则能够更为全面地改善风险分层和补充临床预后因素。比如利用以基因组不稳定性和肿瘤缺氧为基础的基因组数据和微环境异质性信息,在经过随机森林进行监督机器学习后,可以对前列腺癌患者进行初步治疗后5 年的生化复发风险分层[81]。

总之,机器学习模型被证明在临床上可用于自动预测前列腺癌根治术后早期生化复发的患者,同时对于这些患者适当的个体化治疗方案,可以改善其预后和生活质量。

(年新文 张文辉 沈显琦)

第六节 未来人工智能引导的前列腺癌治疗一体化

近年来,AI 已经在医疗领域应用广泛,在疾病的预测和诊断等方面有了长足的发展。机器学习和深度学习作为医学 AI 的核心技术,其发展大大推动了 AI 在医学领域的研究。目前,人工智能技术在前列腺癌、乳腺癌等疾病诊疗中已得到初步应用,机器人辅助手术和医学影像在临床中应用最多,最成功。人工智能超声CT 技术在引导前列腺靶向穿刺方面发挥重要作用,人工智能手术导航系统则在手术治疗中应用广泛。随着社会经济与科技的不断发展和进步,人工智能和前列腺癌的诊疗结合一体化也在不断取得新的突破。

一、人工智能整合全域数据库助力个性化医疗

前列腺癌的诊断和预后一直是由前列腺特异性抗原来指导,而 ANNA 技术在分析 KI－67 和 ERG 抗体等生物标志物方面可以发挥重要作用,因此人工智能极

有可能在未来给临床医师提供一种更快速且可靠的前列腺癌生物标志物的识别和验证技术。人工智能在前列腺癌中的一个主要优势是能够对大规模数据进行系统统计分析从而进行强大的预测建模。未来的研究将需要开放全球多机构存取的前列腺癌数据库，以改进 ML 算法和验证。此外，结构化电子病历记录、多参数影像、基因组分析和"多组学"生物信息的集成和统筹，使得人工智能最大限度地发挥其潜力并实现在前列腺癌临床应用。各种数据流的融合分析，是早期预测肿瘤、全面认识疾病和真正个性化医疗的关键。

二、人工智能推动全球前列腺癌手术标准化

机器人技术和人工智能的统一，是未来前列腺癌手术智能化的热点，助力外科医师完成更复杂的手术操作。手术导航系统在医学领域中的应用也已经不仅仅只是单一的实时影像，而是逐渐渗透到术前详细规划、术中精准导航、外科医师模拟培训、扩展现实（虚拟现实、增强现实、混合现实）等医疗领域相关的地方。一个能够预测手术动作的人工智能，加之对器官肿瘤的实时可视化定位，是一个需要进一步研究的领域，会在未来对外科医生提供莫大的帮助。此外，另一个崭新的概念是将手术操作解构为可传输数据，并在低延迟 5G 网络中实现快速传播，实现全球手术标准化。

一直以来，前列腺癌根治性手术被认为是治疗前列腺癌的金方法，然而随着新技术的不断涌现，以放射治疗为代表的局灶性治疗也逐渐占据着举足轻重的地位。局灶治疗与人工智能的有机结合，使得对器官解剖能够进行更加合理的分割，计算更加精准的治疗剂量，避免过多剂量带来的毒性反应。总的来说，尽管会有人工智能学习系统数据与现有医学数据不匹配的现象出现，人工智能数据的准确性仍需进一步研究完善。但是随着人工智能的不断发展，其在医疗领域的使用会越来越广泛，优势会越来越明显，或许在不久的将来，人工智能会在疾病的诊断、预测和治疗给我们带来足够的惊喜。

（张文辉　沈显琦）

参考文献

［1］ Loch T，Leuschner I，Genberg C，et al. Artificial neural network analysis（ANNA）of prostatic transrectal ultrasound［J］. Prostate，1999，39（3）：198-204.

［2］ Wein A J K L，Novick AC，et al. Campbell-Walsh Urology［M］. 10th ed. Amsterdam：Elsevier，2011.

[3]　Xie Y，Tokas T，Grabski B，et al. Internal fusion：exact correlation of transrectal ultrasound images of the prostate by detailed landmarks over time for targeted biopsies or follow-up[J]. World J Urol，2018，36(5)：693 – 698.

[4]　Loch T. Computerized transrectal ultrasound (C-TRUS) of the prostate：detection of cancer in patients with multiple negative systematic random biopsies[J]. World J Urol，2007，25(4)：375 – 380.

[5]　Grabski B，Baeurle L，Loch A，et al. Computerized transrectal ultrasound of the prostate in a multicenter setup (C-TRUS-MS)：detection of cancer after multiple negative systematic random and in primary biopsies[J]. World J Urol，2011，29(5)：573 – 579.

[6]　Loch T，Fulgham P F. Active surveillance challenges in men with prostate cancer：role of imaging today and tomorrow[J]. Eur Urol，2016，69(6)：1034 – 1036.

[7]　Tokas T，Grabski B，Paul U，et al. A 12-year follow-up of ANNA/C-TRUS image-targeted biopsies in patients suspicious for prostate cancer[J]. World J Urol，2018，36(5)：699 – 704.

[8]　谢立平，王潇，朱宴，等.人工智能超声 CT 检查在前列腺癌早期诊断中的价值[J].中华泌尿外科杂志,2015,36(11)：822 – 825.

[9]　Wang X，Xie Y，Zheng X，et al. A prospective multi-center randomized comparative trial evaluating outcomes of transrectal ultrasound (TRUS)-guided 12-core systematic biopsy，mpMRI-targeted 12-core biopsy，and artificial intelligence ultrasound of prostate (AIUSP) 6-core targeted biopsy for prostate cancer diagnosis[J]. World J Urol，2022.

[10]　Patel S R，Pareek G. The history of robotics in urology[J]. Med Health R I，2009，92(10)：325 – 326.

[11]　Navaratnam A，Abdul-Muhsin H，Humphreys M. Updates in urologic robot assisted surgery[J]. F1000Res，2018，7：F1000 Faculty Rev-1948.

[12]　Bertolo R，Hung A，Porpiglia F，et al. Systematic review of augmented reality in urological interventions：the evidences of an impact on surgical outcomes are yet to come[J]. World J Urol，2020，38(9)：2167 – 2176.

[13]　van Oosterom M N，van der Poel H G，Navab N，et al. Computer-assisted surgery：virtual- and augmented-reality displays for navigation during urological interventions[J]. Curr Opin Urol，2018，28(2)：205 – 213.

[14]　Zhao Y，Guo S，Wang Y，et al. A CNN-based prototype method of unstructured surgical state perception and navigation for an endovascular surgery robot[J]. Med Biol Eng Comput，2019，57(9)：1875 – 1887.

[15]　Sarikaya D，Corso J J，Guru K A. Detection and localization of robotic tools in robot-assisted surgery videos using deep neural networks for region proposal and detection[J]. IEEE Trans Med Imaging，2017，36(7)：1542 – 1549.

[16]　Hung A J，Chen J，Ghodoussipour S，et al. A deep-learning model using automated performance metrics and clinical features to predict urinary continence recovery after robot-assisted radical prostatectomy[J]. BJU Int，2019，124(3)：487 – 495.

[17]　O'Sullivan S，Nevejans N，Allen C，et al. Legal，regulatory，and ethical frameworks for development of standards in artificial intelligence (AI) and autonomous robotic surgery[J]. Int J Med Robot，2019，15(1)：e1968.

[18]　Bahl M，Barzilay R，Yedidia A B，et al. High-risk breast lesions：a machine learning model to predict pathologic upgrade and reduce unnecessary surgical excision[J]. Radiology，2018，286(3)：810 – 818.

[19]　Checcucci E，De Cillis S，Granato S，et al. Applications of neural networks in urology：a systematic review[J]. Curr Opin Urol，2020，30(6)：788 – 807.

［20］ Tataru O S，Vartolomei M D，Rassweiler J J，et al. Artificial intelligence and machine learning in prostate cancer patient management-current trends and future perspectives［J］. Diagnostics (Basel)，2021，11(2)：354.

［21］ Hashimoto D A，Rosman G，Rus D，et al. Artificial intelligence in surgery：promises and perils ［J］. Ann Surg，2018，268(1)：70－76.

［22］ Weber G M，Mandl K D，Kohane I S. Finding the missing link for big biomedical data［J］. JAMA，2014，311(24)：2479－2480.

［23］ Birkmeyer J D，Finks J F，O'Reilly A，et al. Surgical skill and complication rates after bariatric surgery［J］. N Engl J Med，2013，369(15)：1434－1442.

［24］ Ghani K R，Miller D C，Linsell S，et al. Measuring to improve：peer and crowd-sourced assessments of technical skill with robot-assisted radical prostatectomy［J］. Eur Urol，2016，69(4)：547－550.

［25］ Goldenberg M G，Goldenberg L，Grantcharov T P. Surgeon performance predicts early continence after robot-assisted radical prostatectomy［J］. J Endourol，2017，31(9)：858－863.

［26］ Zhang Y T，Law H，Kim T K，et al. Surgeon technical skill assessment using computer vision-based analysis［J］. J Urology，2018，199(4)：E1138.

［27］ Hung A J，Chen J，Jarc A，et al. Development and validation of objective performance metrics for robot-assisted radical prostatectomy：a pilot study［J］. J Urology，2018，199(1)：296－304.

［28］ Chang T C，Seufert C，Eminaga O，et al. Current trends in artificial intelligence application for endourology and robotic surgery［J］. Urol Clin N Am，2021，48(1)：151－160.

［29］ Bolla M，De Reijke Tm，Van Tienhoven G，et al. Duraton of androgen supresson in the treatment of prostate cancer［J］. New England Journal of Medicine，2009，360(24)：2516.

［30］ Ian M. Thompson. Adjuvant radiotherapy for pathological T3N0M0 prostate cancer significantly reduces risk of metastases and improves survival：Long-term followup of a randomized clinical trial［J］. The Journal of Urology，2008，181(3) ：956－962.

［31］ McIntosh C，Conroy L，Tjong M C，et al. Clinical integration of machine learning for curative-intent radiation treatment of patients with prostate cancer［J］. Nat Med，2021，27(6)：999－1005.

［32］ Liang S，Tang F，Huang X，et al. Deeplearning- based detection and segmentation of organs at risk in nasopharyngeal carcinoma computed tomographic images for radiotherapy planning［J］. Eur Radiol，2019，29：1961－1967.

［33］ Huang X，Wang J，Tang F，et al. Metal artifact reduction on cervical CT images by deep residual learning［J］. Biomed Eng Online，2018，17：175.

［34］ Guo H，Wang J，Xia X，et al. The dosimetric impact of deep learning-based auto-segmentation of organs at risk on nasopharyngeal and rectal cancer［J］. Radiat Oncol，2021，16(1)：113.

［35］ Kurata Y，Nishio M，Kido A，et al. Automatic segmentation of the uterus on MRI using a convolutional neural network［J］. Comput Biol Med，2019，114：103438.

［36］ Liu Z，Liu X，Xiao B，et al. Segmentation of organs-at-risk in cervical cancer CT images with a convolutional neural network［J］. Phys Med，2020，69：184－191.

［37］ Kim N，Chang J S，Kim Y B，et al. Atlas-based auto-segmentation for postoperative radiotherapy planning in endometrial and cervical cancers［J］. Radiat Oncol，2020，15(1)：106.

［38］ Ahn S H，Yeo A U，Kim K H，et al. Comparative clinical evaluation of atlas and deep-learningbased auto-segmentation of organ structures in liver cancer［J］. Radiat Oncol，2019，14(1)：213.

［39］ Ronneberger O，Fischer P，Brox T. U-Net：convolutional networks for biomedical image segmen tation［C］.MIC CAI，2015：234－241.

[40] Milletari F，Navab N，Ahmadi S A. V-Net：Fully convolutional neural networks for volumetric medical image segmentation[C]. 2016Fourth International Conference on 3D Vision(3DV)，IEEE，2016.

[41] Ronneberger O，Fischer P，Brox T. U-Net：convolutional networks for biomedical image segmentation[C]. MIC CAI，2015：234 - 241.

[42] 马辰莺，周菊英，徐晓婷，等.基于深度学习宫颈癌靶区自动分割勾画临床研究[J].中华放射肿瘤学杂志，2020，29(10)：859 - 865.

[43] 王学涛，戴振晖，张白霖，等.SE-Res Block U 型卷积神经网络应用于乳腺癌临床靶区与危及器官自动分割的研究[J].中国医疗器械信息，2021，27(08)：7 - 10.

[44] Cao Ruifen. Clinical target volume auto-segmentation of esophageal cancer for radiotherapy after radical surgery based on deep learning.[J]. Technology in Cancer Research & Treatment，2021，20：15330338211034284 - 15330338211034284.

[45] Barragán-Montero A M，Thomas M，Defraene G，et al. Deep learning dose prediction for IMRT of esophageal cancer：The effect of data quality and quantity on model performance[J]. Phys Med，2021，83：52 - 63.

[46] Wei L，Wang W，Dai Z，et al. Automated robust SBPT planning using EUD-based prediction of SBRT plan for patients with lung cancer[J]. Comput Methods Programs Biomed，2021，209：106338.

[47] Vaassen F，Hazelaar C，Canters R，et al. The impact of organ-at-risk contour variations on automatically generated treatment plans for NSCLC[J]. Radiother Oncol，2021，163：136 - 142.

[48] 王明理，顾慧宽，胡江，等.DVH 预测模型在 VMAT 计划培训中的应用[J].中国医学物理学杂志，2021，38(08)：925 - 929.

[49] Liu Z，Fan J，Li M，et al. A deep learning method for prediction of three-dimensional dose distribution of helical tomotherapy[J]. Med Phys，2019，46(5)：1972 - 1983.

[50] Liu Y，Chen Z，Wang J，et al. Dose prediction using a three-dimensional convolutional neural network for nasopharyngeal carcinoma with tomotherapy[J]. Front Oncol，2021，11：752007.

[51] Istro M，Sheng Y，Ge Y，et al. Knowledge models as teaching aid for training intensity modulated radiation therapy planning：a lung cancer case study[J]. Front Artif Intell，2020，3：66.

[52] Hu J，Liu B，Xie W，et al. Quantitative comparison of knowledgebased and manual intensity modulated radiation therapy planning for nasopharyngeal carcinoma[J]. Front Oncol，2021，10：551763.

[53] Varian Medical Systems. Treatment planning 13.5 new features RapidPlan[Z]. EC13.5-WBK-01-B，2014：80 - 108.

[54] 程志垚，李定杰，吴慧，等. MdaccAutoPlan 软件在鼻咽癌调强放疗计划设计的应用分析[J]. 中华放射医学与防护杂志，2018，38(04)：285 - 290.

[55] Fiandra C，Alparone A，Gallio E，et al. Automated heuristic optimization of prostate VMAT treatment planning[J]. Int J Med Physics，Clin Eng Radiat Oncol 2018，07：414 - 25.

[56] Fan J，Wang J，Chen Z，et al. Automatic treatment planning based on three-dimensional dose distribution predicted from deep learning technique[J]. Med Phys，2019，46(1)：370 - 381.

[57] Fave X，Zhang L F，Yang J Z. Delta-radiomics features for the prediction of patient outcomes in non-small cell lung cancer[J]. Scientific Reports，2017，7(1)：588.

[58] Connor J P O. Imaging biomarker roadmap for cancer studies[J]. Nat Rev Clin Oncol，2017，14(3)：169 - 186.

[59] Qin W. Superpixel-based and boundary-sensitive convolutional neural network for automated liver segmentation[J]. Phys Med Biol，2018，9：63.

[60] LeCun Y，Bengio Y，Hinton G. Deep learning[J]. Nature 2015，521(7553)：436 - 444.

［61］ Peeken J C. Radiomics in radiooncology - challenging the medical physicist［J］. Phys Med，2018，48：27 - 36.

［62］ Bibault J E，Giraud P，Burgun A. Big Data and machine learning in radiation oncology：state of the art and future prospects［J］. Canc Lett，2016，382(1)：110 - 117.

［63］ Schuler T. Big data readiness in radiation oncology：an efficient approach for relabeling radiation therapy structures with their TG-263 standard name in real- world data sets［J］. Advances in Radiation Oncology，2019：4(1)：191 - 200.

［64］ Hosny A A. Artificial intelligence in radiology［J］. Nat Rev Canc，2018：18(8)：500 - 510.

［65］ Gillies R J，Kinahan P E，Hricak H. Radiomics：images are more than pictures，they are data ［J］. Radiology，2016，278(2)：563 - 577.

［66］ Junjie W. Image-guidance interventional interstitial brchytherapy concept and practice［J］. Chin J Radiol Med Prot，2014，34：801 - 802.

［67］ Ran P，Yuliang J，Zhe J，et al. Comparison of dosimetric evaluation data of pre-and post-operative plans of 3D-printing coordinative coplanar template and CT guided radioactive seeds implanting surgery［J］. Brachytherapy，2017，16：S105.

［68］ Ji Z，Jiang Y，Sun H，et al. 3D-printed template and optical needle navigation in CT-guided iodine-125 permanent seed implantation［J］. J Contemp Brachytherapy，2021，13(4)：410 - 418.

［69］ Ukimura O，Gill I S. Imaging-assisted endoscopic surgery：Cleveland Clinic experience［J］. J Endourol，2008，22(4)：803 - 810.

［70］ Simpfendörfer T，Gasch C，Hatiboglu G，et al. Intraoperative computed tomography imaging for navigated laparoscopic renal surgery：First clinical experience［J］. J Endourol，2016，30(10)：1105 - 1111.

［71］ Marien A，de Luis Abreu A C，Desai M，et al. Three-dimensional navigation system integrating position-tracking technology with a movable tablet display for percutaneous targeting［J］. BJU Int，2015，115(4)：659 - 665.

［72］ 梁德县.基于混合现实的前列腺粒子植入机器人人机交互控制［D］.哈尔滨理工大学，2020.

［73］ Cooperberg M R，Hilton J F，Carroll P R. The CAPRA - S score：A straightforward tool for improved prediction of outcomes after radical prostatectomy［J］. Cancer，2011，117(22)：5039 - 5046.

［74］ Walz J，Chun F K，Klein E A，et al. Nomogram predicting the probability of early recurrence after radical prostatectomy for prostate cancer［J］. J Urol，2009，181(2)：601 - 607.

［75］ Eksi M，Evren I，Akkas F，et al. Machine learning algorithms can more efficiently predict biochemical recurrence after robot-assisted radical prostatectomy［J］. Prostate，2021，81(12)：913 - 920.

［76］ Wong N C，Lam C，Patterson L，et al. Use of machine learning to predict early biochemical recurrence after robot-assisted prostatectomy［J］. BJU Int，2019，123(1)：51 - 57.

［77］ Lee J J，Yang H，Franc B L. Deep learning detection of prostate cancer recurrence with (18)F-FACBC (fluciclovine，Axumin(R)) positron emission tomography［J］. Eur J Nucl Med Mol Imaging，2020，47(13)：2992 - 2997.

［78］ Papp L，Spielvogel C P，Grubmuller B，et al. Supervised machine learning enables non-invasive lesion characterization in primary prostate cancer with ［(68)Ga］Ga-PSMA-11 PET/MRI［J］. Eur J Nucl Med Mol Imaging，2021，48(6)：1795 - 1805.

［79］ Hou Y，Bao J，Song Y，et al. Integration of clinicopathologic identification and deep transferrable image feature representation improves predictions of lymph node metastasis in prostate cancer［J］. EBioMedicine，2021，68：103395.

［80］ Bhargava H K，Leo P，Elliott R，et al. Computationally derived image signature of stromal morphology is prognostic of prostate cancer recurrence following prostatectomy in African American Patients[J]. Clin Cancer Res，2020，26(8)：1915 - 1923.

[81] Lalonde E，Ishkanian A S，Sykes J，et al. Tumour genomic and microenvironmental heterogeneity for integrated prediction of 5-year biochemical recurrence of prostate cancer：a retrospective cohort study[J]. Lancet Oncol，2014，15(13)：1521 - 1532.

第十一章　人工智能医疗器械上市审评

关键词：人工智能，深度学习，食品药品监督管理，医疗器械，医疗软件

人工智能辅助决策产品（主要为独立软件、软件组件）的注册申报应当遵循国家药品监督管理局《医疗器械软件注册技术审查指导原则》执行。为加强 AI 医疗器械注册申报工作的指导，进一步提高审评质量，国家药品监督管理局医疗器械技术审评中心于 2019 年 7 月组织制定了《深度学习辅助决策医疗器械软件审评要点》[1]，从应用场景、数据收集、算法设计、验证与确认等角度明确了 AI 医疗器械开发的注意事项和审评要点。

第一节　人工智能医疗器械应用场景分析

AI 医疗器械应用场景分析应当以软件的临床需求与使用风险为导向，结合软件的预期用途、使用场景和核心功能，综合考虑法规、标准、用户、产品、数据、功能、性能、接口、用户界面、网络安全、警示提示等方面需求，重点考虑数据收集、算法性能和临床使用限制等方面要求。

数据收集应当考虑数据来源的合规性和多样性、目标疾病流行病学特征、数据质量控制要求。数据来源应当在合规性基础上保证数据多样性，以提高算法泛化能力，如尽可能来自多家、不同地域、不同层级的代表性临床机构，尽可能来自多种、不同采集参数的采集设备。目标疾病流行病学特征包括但不限于疾病构成（如分型、分级、分期）、人群分布（如健康、患者、性别、年龄、职业、地域、生活方式）、统计指标（如发病率、患病率、治愈率、死亡率、生存率）等情况，以及目标疾病并发症与类似疾病的影响情况。

算法性能应当考虑假阴性与假阳性（指标、关系）、重复性与再现性、鲁棒性/健壮性等要求。

临床使用限制应当考虑临床禁用、慎用等场景。

（陈　琪）

第二节　人工智能医疗器械开发数据质控要求

AI 医疗器械开发数据收集过程中，应当考虑数据采集、数据预处理、数据标注、数据集构建等活动的质控要求，以保证数据质量和算法设计质量。

一、数据采集

数据采集主要由临床机构实施，应当考虑采集设备、采集过程及数据脱敏的质控要求。

采集设备质控应当明确采集设备的兼容性要求和采集要求。兼容性要求应当基于数据生成方式（直接生成、间接生成）提供采集设备兼容性列表或技术要求，明确采集设备的制造商、型号规格和性能指标等要求，若对采集设备无具体要求应当提供相应支持资料。采集要求应当明确采集设备的采集方式（如常规成像、增强成像）、采集协议（如 MRI 成像序列）、采集参数（如 CT 加载电压、加载电流、加载时间、层厚）、采集精度（如分辨率、采样率）等要求。

采集过程质控应当建立数据采集操作规范，明确采集人员要求和采集过程要求。采集人员要求包括人员的选拔、培训、考核。采集过程要求包括人员职责、采集流程（如采集步骤、操作要求）。

若使用现有历史数据，应当明确采集设备要求、数据采集质量评估要求（如人员、方法、指标、通过准则）。

采集的数据应当进行数据脱敏以保护患者隐私。数据脱敏应当明确脱敏的类型（静态、动态）、规则、程度、方法。

二、数据预处理

脱敏数据由临床机构转移至生产企业形成原始数据库，不同模态的数据在原始数据库中应当加以区分(下同)。

数据预处理应当基于原始数据库考虑数据处理和清洗的质控要求。数据处理应当明确处理的方法,如滤波、增强、重采样、尺寸裁剪、均一化等。数据清洗应当明确清洗的规则、方法。

数据处理和清洗应当明确选用软件工具的名称、型号规格、完整版本、供应商、运行环境、确认等要求,同时考虑数据处理选用方法对软件的影响及其风险。

数据经预处理后形成基础数据库,应当明确样本类型、样本量、样本分布等信息。样本类型以适用人群为单位可分为数据序列(由多个单一数据组成,如结构序列、功能序列、时间序列)、单一数据。样本量应当明确样本规模及确定依据,需要考虑样本量不足对软件的影响及其风险。样本分布应当依据疾病构成、适用人群、数据来源机构、采集设备、样本类型等因素明确数据分布情况,需要考虑数据偏性对软件的影响及其风险。

三、数据标注

数据标注应当考虑标注资源管理、标注过程质控、标注质量评估等要求。

标注资源管理包括人员管理和基础设施管理。人员管理应当明确标注人员和仲裁人员的选拔(如职称、工作年限、工作经验、所在机构,若有国外人员应当明确其资质要求)、培训、考核(如方法、频次、指标、通过准则,其中指标应当包括重复性、再现性)等要求。基础设施管理应当明确标注场所(真实或模拟,环境、照明条件)、标注软件(名称、型号规格、完整版本、供应商、运行环境、确认)等要求。

标注过程质控应当建立数据标注操作规范,明确标注人员(如资质、数量、职责)、标注流程(如标注对象、标注形式、标注轮次、标注步骤、操作要求)、临床诊疗规范(如临床指南、专家共识)、分歧处理(如仲裁人员、仲裁方式)、可追溯性(如数据、操作)等要求。

标注质量评估应当明确人员、方法、指标、通过准则等要求。

数据经标注后形成标注数据库,其样本类型可分为数据序列、单一数据(由多个数据块组成)、数据块(图像区域、数据片段)。样本量和样本分布等要求及风险考量与基础数据库相同。

四、数据集构建

基于标注数据库构建训练集(用于算法训练)、调优集(若有,用于算法超参数调优)、测试集(用于算法性能评估),明确训练集、调优集、测试集的划分方法、划分依据、数据分配比例。训练集应当保证样本分布具有均衡性，测试集、调优集应当保证样本分布符合临床实际情况，训练集、调优集、测试集的样本应当两两无交集。

为解决数据样本分布不满足预期目标的问题，可对训练集、调优集小样本量数据进行扩增；测试集不宜进行数据扩增，若扩增应当分析对软件的影响及其风险。数据扩增应当明确扩增的方式（离线、在线）、方法（如翻转、旋转、镜像、平移、缩放、滤波等）、倍数，并考虑扩增方法选用及扩增倍数过大对软件的影响及其风险。

数据经扩增后形成扩增数据库，应当列表对比扩增数据库与标注数据库在样本量、样本分布（注明扩增倍数）等方面的差异，以证实扩增数据库样本量的充分性以及样本分布的合理性。

（陈　琪）

第三节　人工智能医疗器械开发
算法设计要求

算法设计应当考虑算法选择、算法训练、网络安全防护、算法性能评估等活动的质控要求。建议数据驱动与知识驱动相结合进行算法设计，以提升算法可解释性。

一、算法选择

算法选择应当明确所用算法的名称、结构（如层数、参数规模）、流程图、现成框架（如 Tensorflow、Caffe）、输入与输出、运行环境、算法来源依据（或注明原创）等信息。同时应当明确算法选择与设计的原则、方法和风险考量，如量化误差、梯度消失、过拟合、白盒化等。

若使用迁移学习技术，除上述内容外，还应当补充预训练模型的数据集构建、验证与确认等总结信息。

二、算法训练

算法训练需要基于训练集、调优集进行训练和调优，应当明确评估指标、训练方法、训练目标、调优方法、训练数据量-评估指标曲线等要求。

评估指标建议根据临床需求进行选择，如敏感性、特异性等。训练方法包括但不限于留出法和交叉验证法。训练目标应当满足临床要求，提供 ROC 曲线等证据予以证实。调优方法应当明确算法优化策略和实现方法。训练数据量-评估指标曲线应当能够证实算法训练的充分性和有效性。

三、网络安全防护

网络安全防护应当结合软件的预期用途、使用场景和核心功能，基于保密性、完整性、可得性等网络安全特性，确定软件网络安全能力建设要求，以应对网络攻击和数据窃取等网络威胁。相关要求详见网络安全指导原则。

此类软件常见网络威胁包括但不限于框架漏洞攻击、数据污染，其中框架漏洞攻击是指利用算法所用现成框架本身漏洞进行网络攻击，数据污染是指通过污染输入数据进行网络攻击。

四、算法性能评估

算法性能评估作为软件验证的重要组成部分，需要基于测试集对算法设计结果进行评估，应当明确假阴性与假阳性、重复性与再现性、鲁棒性/健壮性等评估要求，以证实算法性能满足算法设计要求。

同时，应当分析算法性能影响因素及其影响程度，如采集设备、采集参数、疾病构成、病变特征等因素影响，以提升算法可解释性，并作为软件验证和确认的基础。

（陈　琪）

第四节　人工智能医疗器械验证与确认

一、软件验证

软件验证是指通过提供客观证据认定软件开发、软件更新某一阶段的输出满足输入要求，包括软件验证测试（单元测试、集成测试、系统测试）、设计评审等系列活动。

软件验证应当明确法规、标准、用户、产品、数据、功能、性能、接口、用户界面、网络安全、警示提示等测试要求，以验证软件的安全性和有效性，并作为软件确认的基础。

二、软件确认

软件确认是指通过提供客观证据认定软件满足用户需求和预期目的，包括软件确认测试(用户测试)、临床评价、设计评审等系列活动,其中软件确认测试应当基于软件需求在真实或模拟使用场景下予以实施。

1. 基本原则　临床评价是此类软件进行软件确认的主要方式,相关要求详见《医疗器械临床评价技术指导原则》。根据软件指导原则要求,软件应当提交基于临床试验的临床评价资料,即提交申报产品的临床试验资料,或者与申报产品核心算法具有实质等同性的同品种产品或同类软件功能的临床试验资料。

进口软件应当提供中外人种、流行病学特征、临床诊疗规范等方面差异影响的临床评价资料,若不足以证实申报产品在中国使用的安全性和有效性,应当在中国开展临床试验。使用境外临床试验数据应当满足《接受医疗器械境外临床试验数据技术指导原则》要求。

2. 临床试验　临床试验应当符合《医疗器械临床试验质量管理规范》要求。可参照《医疗器械临床试验设计指导原则》,基于软件的预期用途、使用场景和核心功能进行试验设计,确定观察指标、样本量估计、入排标准、随访及实施机构等要求,以确认软件的安全性和有效性。

建议优先选择同品种产品或临床参考标准(即临床金标准)进行非劣效对照设计,若无同品种产品且难以获取临床参考标准(如违背伦理学要求)可选择替代方法,如选择用户结合软件联合决策与用户单独决策进行优效对照设计。非劣效界值或优效界值的确定应当有充分的临床依据。此外,考虑到用户的差异性,可选择多阅片者多病例(multi-reader multi-case,MRMC)试验设计。

建议结合适用人群、病变等层面选择观察指标,原则上选择敏感性、特异性、ROC/AUC 作为主要观察指标,亦可在此基础上根据软件特点选择敏感性/特异性衍生指标、ROC/AUC 衍生指标、组内相关系数、Kappa 系数、时间效率、数据有效使用率等指标作为观察指标。

入排标准应当基于目标疾病流行病学特征,保证阳性样本和阴性样本选取的合理性和充分性。

建议临床试验结果由第三方独立评价。

实施机构应当具备代表性和广泛性,不同于训练数据主要来源机构,地域分布尽可能广泛,机构数量尽可能多,以确认算法泛化能力。

例如,预期以提高辅助诊断时间效率为首要目标的某软件,无同品种产品且难以获取临床参考标准,其临床试验设计可选择用户结合软件联合决策与用户单独决策进行交叉对照设计,以敏感性、特异性、时间效率作为主要观察指标,其中敏感性、特异性可为非劣性对照,时间效率指标应当为优效对照。

3.回顾性研究 临床评价可采用基于现有历史数据的回顾性研究。回顾性研究应当在设计时考虑并必须严格控制偏倚,如选择偏倚、临床参考标准偏倚、测量偏倚、记忆偏倚等。回顾性研究原则上应当包含多个不同地域临床机构(非训练数据主要来源机构)的同期数据,结合分层分析、第三方独立评价等方法控制偏倚,以保证真实、准确评价软件的安全性和有效性。

回顾性研究应当基于软件安全性级别考虑使用问题。对于安全性级别为 C 级的高风险软件,原则上应当开展临床试验,此时回顾性研究可用作临床预试验,为临床试验设计提供参考依据,或者在少见亚组病例入组时间过长等情况下,用作临床试验的补充。对于安全性级别为 B、A 级的中低风险软件,回顾性研究可用作临床预实验或替代临床试验。

软件安全性级别应当基于软件的预期用途、使用场景和核心功能进行综合判定,判定方法详见软件指导原则。例如,预期用于病理图像辅助筛查或危重疾病辅助识别的软件,其安全性级别通常为 C 级。

(陈　琪)

第五节　人工智能医疗器械临床试验

多阅片者多病例(multiple reader multiple case,MRMC)设计是我国国家药品监督管理局及美国食品药品管理局(FDA)推荐针对 AI 医疗器械上市评价的临床试验方法,用于比较 2 种或多种 AI 辅助诊断软件的有效性和安全性。MRMC 可有效避免临床评价过程中因读片医生、使用场景等各种差异而产生的读片偏倚,从而更加客观的评价试验结果。本节以 AI 辅助影像诊断产品为例,简要介绍 MRMC 设计与分析方法[2]。

一、MRMC 试验特点

MRMC 属于诊断试验,与传统干预性临床试验有显著不同。

1.需要金标准 在 MRMC 研究中,目的是通过比较阅片者的诊断结果与金标准结果来评估诊断准确性。金标准应当可以几乎完美地诊断真实的疾病状态,并且应独立于正在评价的诊断方法。相反,干预研究的目标是评估和比较患者结果,通常需要一个对照组来客观评估干预的效果。

2. 从两个人群中抽样：阅片者和病例　在 MRMC 研究中，每一个阅片者诊断经验和能力不同，因此阅片者是一个重要的变异来源，需要在评价 AI 产品诊断能力时加以考虑。相反，在干预研究中，抽样过程仅关注病例。

3. 偏好配对而非随机设计　在许多干预研究中，病例要么分配到干预组，要么分配到对照组，所以随机化是研究组之间公平比较的关键策略。相比之下，MRMC 研究中病例通常可以接受多种方法诊断，从而不同诊断方法可以进行配对比较。

二、MRMC 设计方法

在 MRMC 研究中，术语"回顾性"和"前瞻性"可能令人混淆。回顾性是指从先前病例中收集图像，病例在研究开始之前就已成像。相反，在前瞻性研究中，纳入新就诊病例，并按照特定的成像方案进行成像。通过回顾性和前瞻性图像收集，阅片者在受研究者控制的盲态过程中解读图像。研究者通常为阅片者提供特定的工作站，并有研究特定的问题由阅片者回答[3]。

在 AI 辅助诊断产品初步比较阶段，通常首选回顾性设计，以便从阳性病例以及阴性病例中获得足够数量的图像。相反，在 AI 辅助诊断产品探索确证阶段，前瞻性设计通常是首选的，以确保纳入各种类型的病例。通常前瞻性研究的样本量远远大于回顾性研究。无论人群中疾病的患病率如何，回顾性设计可能包括 50 名阳性病例和 50 名阴性病例。对于前瞻性研究来说，如果疾病患病率为 0.5%、1% 或 5%，则具有相同目标的前瞻性研究将分别需要 10 000 名、5 000 名或 1 000 名参与者。

不管是回顾性还是前瞻性地收集图像，MRMC 设计采用配对设计。对于病例来说，每个病例接受 AI 辅助诊断及其他诊断方法。对于阅片者来说，每名阅片者均采用 AI 辅助诊断及其他诊断方法解读病例图像。配对设计确保相似的病例进行比较，相似的读者进行解释，从而减少了变异。MRMC 设计最常见的是配对阅片者配对病例设计，即每名阅片者在每一种诊断方法下对所有病例给出阅片结果。如图 11-1 所示，第一阶段将阅片者分为两组，其中一组阅片者采用 AI 辅助诊断，另一组阅片者采用其他诊断方法诊断，每名阅片者需对所有病例进行诊断。经过 4 周左右的洗脱期，两组阅片者交换到不同组别，采用不同诊断方法重新对所

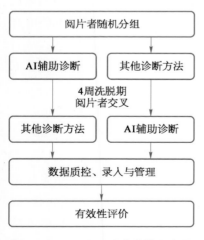

图 11-1　MRMC 研究设计示意图

有病例进行诊断。

三、MRMC 设计样本量计算

病例和读者的选择和数量也因研究阶段而异。在初步比较阶段中，可以选择患有典型疾病的病例和正常健康对照，以测试 AI 产品是否有能力区分这两组。阅片者可能来自同一机构，以减少成本和时间。如果典型阅片者使用 AI 产品不能很好地区分简单案例，那么就不应该在产品上花费额外的资源。在确证阶段中，应从真实医疗环境中选择不同严重程度、不同典型程度的病例。同样，阅片者应代表诊断医师群体，需要来自不同级别医疗机构的不同诊断经验的阅片者，通常包括 5～20 名阅片者。

最终样本量的确定需要统计学家参与，计算样本量的基本步骤包括：首先，必须确定一个或多个主要评价指标（如受试者工作特征曲线下面积、灵敏度和特异性）和分析对象（如病灶水平、病例水平），以指定检验假设。如果研究是 AI 产品诊断的非劣效，则非劣效标准也必须事先定义。其次，必须确定研究设计类型，因为前瞻性研究中疾病患病率对样本量影响很大。配对病例设计可以在相同病例中比较不同诊断方法，配对阅片者设计可以让每名阅片者采用不同诊断方法进行结果判断，配对设计可以有效减少样本量。再次，研究者需要假设研究效应大小，即 AI 产品和当前诊断方法之间的预期诊断差异，差异越大样本量越小。最后，病例和阅片者变异性及配对设计的相关性也必须在样本量计算时考虑。

（陈　琪）

参考文献

［1］　国家药品监督管理局.深度学习辅助决策医疗器械软件审评要点［Z］.2019.
［2］　尚美霞,阎小妍,姚晨,等.深度学习辅助医疗产品开展确证性临床试验的多阅片者设计和方法学考虑［J］.中国食品药品监管,2021.
［3］　Obuchowski Nancy A，Bullen Jennifer. Multireader diagnostic accuracy imaging studies：fundamentals of design and analysis［J］. Radiology，2022，303：26 - 34.

第十二章　人工智能在肿瘤诊疗中的应用展望

关键词： 恶性肿瘤，诊疗一体化，智能医疗，全域数字化

　　恶性肿瘤是危害人类健康的重要推手，无论是医师还是患者，在闻及恶性肿瘤时，都会"谈癌色变"。由于隐匿的早期临床症状、复杂的生物学行为和迅速的发展进程等疾病特征，肿瘤在临床的诊疗中一直是一个棘手的问题。早发现、早诊断、早治疗一直是肿瘤诊疗的核心目标，近年来个性化的治疗和随访也成为肿瘤诊疗中热门的话题。为了能够更好地完善恶性肿瘤的各个诊疗环节，平衡不均衡的卫生资源的分配，政府和研究者将人工智能和医疗卫生相结合，在肿瘤的诊疗中取得了一系列的进展。本章节将从宏观政策出发，展望一下未来人工智能在肿瘤诊疗中的应用。

第一节　医疗健康领域人工智能与国家战略

　　2016 年 10 月 25 日，中共中央、国务院印发了《"健康中国 2030"规划纲要》，提出："规范和推动'互联网＋健康医疗'服务，创新互联网健康医疗服务模式，持续推进覆盖全生命周期的预防、治疗、康复和自主健康管理一体化的国民健康信息服务"，为互联网在诊疗一体化的应用提供了具体实施行动指南。

　　随着 2017 年 7 月 8 日国务院印发《新一代人工智能发展规划》以及世界各国政府推出的人工智能政策，人工智能在医疗领域的探索逐渐深入，应用愈发广泛。新的医疗理念与人工智能的结合，将医疗体系推向了新的高度。智能医疗概念的引入，"开发人机协同的手术机器人、智能诊疗助手，研发柔性可穿戴、生物兼

容的生理监测系统,研发人机协同临床智能诊疗方案,实现智能影像识别、病理分型和智能多学科会诊,基于人工智能开展大规模基因组识别、蛋白组学、代谢组学等研究和新药研发,推进医药监管智能化"等成为人工智能在医疗领域的战略发展方向。

2018 年 4 月 28 日,国务院办公厅发布《关于促进"互联网＋医疗健康"发展的意见》鼓励大力推进人工智能应用服务,"研发基于人工智能的临床诊疗决策支持系统;加强临床、科研数据整合共享和应用"。

2021 年 3 月 13 日,十三届全国人大四次会议通过了《中华人民共和国国民经济和社会发展第十四个五年规划和 2035 年远景目标纲要》,进一步提出了为人民提供主动健康服务和全方位全生命周期健康服务的规划。

在一系列政策的推动和支持下,借助于网络云计算技术、人工智能的专家系统、嵌入式系统的智能化设备,构建完善的互联网医疗体系,实现患者与医务人员、医疗机构、医疗设备之间的零距离沟通,使全民平等享有最佳的智能医疗,为公众提供个性化、多元化、高品质的医疗服务已然成为人工智能在医疗健康领域新的战略目标。在各项政策的推动下,人工智能在医疗领域必将取得蓬勃发展。大数据的积累,使得各种信息趋于数字化,自动化,形成全域数字化信息管理平台。数字化健康档案将从出生伴随至死亡。在未来肿瘤的诊疗应用中,基于人工智能的肿瘤诊疗模式将实现"预防、保健、诊断、治疗和康复"全医学链条式的诊疗一体化服务体系。通过院前筛查,院中诊疗,院后随访连续服务模式,提供个性化的诊疗服务,有效缓解医疗资源紧张。

第二节　人工智能在医疗中的应用前景

人工智能的不疲劳性能弥补因人力损耗导致的效率和准确率的降低,人工智能的可塑性能在人类个体极限的地方辅助人类实现更好的突破和跨越,实现更加精细化的操作。随着数据的积累、设备的更新和方法上的改进,人工智能的精确性和稳定性也会逐步提升。人工智能和各项技术的结合使人工智能更加具备职业定位基础,能够投入医疗的各个领域和环节,具有广阔的应用前景。

一、减轻临床工作负担

2018 年 FDA 批准了首个使用人工智能检测成人糖尿病患者轻度以上眼病

即糖尿病视网膜病变的医疗设备上市[1]，意味着人工智能在医疗领域从研发转向了实际应用。该项成果表明了人工智能可以在医疗领域上解放部分生产力，分担临床工作者的临床工作任务。也意味着未来更多流水线化的工作任务可以在适当的人为监管和及时干预下依靠人工智能替代，从而缓解医疗资源紧张的问题。

二、同质化医疗

人工智能在肿瘤的病理诊断方面，展现出了和专科病理医师相媲美的准确性[2]。复旦大学通过人工智能和影像组学结合，实现了术前无创预测三阴性乳腺癌的"复旦分型"。人工智能在肿瘤诊断上的不断优化，为优质医疗资源下沉，实现同质化医疗带来了新的方式。能有效改善优质医疗资源集中，偏远地区医疗资源分配不均的问题。

三、提高临床教学效果

Hung 和 Sarikaya 通过人工智能和手术机器人的结合，对手术操作者的操作过程进行记录，通过对各项数据汇总，建立诊疗技能评估体系，研究不同手术操作对患者预后的影响[3,4]。也有研究人员利用机器人对不同诊疗方式和手术操作进行记录和评估，一方面这些资料在未来用于临床教学时可作为高质量可视化的教学素材，有效缩短临床医师的学习曲线，另一方面可帮助临床医师制定更为准确的治疗方案。

四、优化诊疗流程

九江市紧急救援中心、同济大学附属第十人民医院、上海交通大学医学院附属第一人民医院利用人工智能分别在院前急救、院中诊疗和住院服务的优化上取得了一系列显著成效[5-7]。通过人工智能协调医疗服务要素的全局统筹优化，构建院前、院中、院后链条式的诊疗一体化服务体系，简化患者疾病诊治流程，提高医院有限医疗服务要素资源的利用效率。

由于人工智能的输入性学习模式和命令输出逻辑决定了人工智能在多个领域的应用上需要及时性的人为干预。如何更好地增加人为干预的及时性，实现人工智能和人为操作的有机结合与一体化，在未来还需多加探索。

第三节　人工智能赋能肿瘤诊疗全流程的构想

　　肿瘤诊疗的提升,在大的方向上都离不开肿瘤风险预测、早期筛查、精准分子分型和病理诊断、个性化的治疗手段和随访方式。人工智能的辅助,在优化诊疗流程和提升诊疗效果上,都有值得期待的应用前景。

　　以前列腺癌为例,未来针对个体健康档案中的遗传信息、基因组学信息、人口信息等多模态信息构建的前列腺癌患者高危预警系统,将男性分为高风险和低风险前列腺癌人群,通过手机软件或短信通知的方式,提醒高危风险人群于相应机构及时进行筛查,相较于当下的 PSA 普查,更加具有针对性和时效性。在人工智能的辅助下,高危风险患者进行进一步的分子标志物检测,基于大数据和机器学习的综合评估模型将筛查对象进行危险分级,低危人群采取个性化随访的方案结束就诊,高危人群接受进一步影像学和病理学的检查,明确前列腺癌诊断。结合 B 超、磁共振技术,实现自动化的靶向穿刺和精准诊断。结合 MRI 三维重建技术和增强现实技术的人工智能,在手术过程中能为术者更加准确地分辨视野中的组织结构,尤其在术中出血的情况下,过滤大出血造成的视野遮挡。术后依据病理 HE 染色结果,对前列腺癌的分子突变进行诊断,指导后续治疗。人工智能依据诊疗过程中的各项信息,结合机器学习构建生化复发预测模型,发送随访检测提醒。诊疗环节中收集到的所有信息,也将利用于人工智能的后续学习中,不断提升人工智能的性能。

　　未来的数据平台,将是一个从输入到输出的自动化,从临床到科研再到临床的自动化,形成数据的智能化闭环。从人工智能的角度看,所有肿瘤患者的个性化诊疗即各项异构体数据流汇集并且输入相应的机器学习算法,在此期间,不断增加输入数据流的类型和数量,不断迭代训练方式,直到可以可靠地预测所需的输出并采取行动[8](图 12 - 1)。

第四节　当前人工智能在肿瘤诊疗中的局限和挑战

　　正如爱因斯坦所说:"计算机是令人难以置信的快速、准确和愚蠢。人类是令

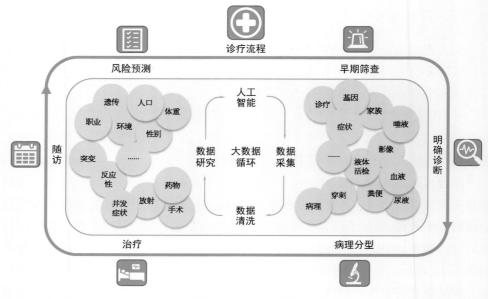

图 12-1 诊疗流程

人难以置信的缓慢、不准确和聪明。"人工智能的发展,依赖于数据的收集、清洗,算法的优化及设备性能的提升。未来人工智能在医疗领域具有广阔应用前景,同样目前的人工智能体系也存在一定的挑战。

一、统一信息化管理平台

当前医疗体系模式下,各个医院单位的 HIS、LIS、EMR 系统的应用管理隶属于各自医疗机构,各项数据的应用和整合需要通过医院信息中心整理和导出,进行汇总。在 5G 时代,暂无统一的互联网信息化平台,对各大诊疗数据进行统一管理和汇总,无法实现及时的互通和共享,对人力物力资源产生极大的浪费。

二、信息安全与伦理

在信息数字化时代,人工智能接触过的患者信息通过芯片或云端系统进行储存,这种信息的读取和调用可以通过各种指令完成。即任何人都有获取到该信息的可能。暂无有力的监管制度和安全防范措施对患者的隐私进行保护。因此,人工智能下的信息安全和隐私问题需要引起高度重视。

三、完善监管保障措施

人工智能在医疗领域的研发和应用,初衷和最终目的都是为患者服务。在复杂的市场环境中,谁将最终利用人工智能或从中获益仍有待确定。因此,需要监管保障措施来平衡市场力量,确保患者从中能最大限度获益。

四、完整的健康医疗服务链条尚未建立

基于院前、院中、院后各个阶段的 AI 服务产品均具有各自的优势和侧重点,但缺乏整合,就全国而言,尚无一个 AI 服务产品能独立运营一条完整的院前院中院后诊疗体系,也尚未有一家具备一定规模并能够系统全面地提供一体化诊疗模式全面服务的机构。

五、人工智能安全

人工智能通过算法选择,计算运行过程产生决策,其中的可解释性和技术应用导致临床医生产生怀疑态度,面对人工智能的准确性和安全性,患者会感到不安。医疗行业高附加值体现在医患面对面的互动,人工智能无法为患者提供人文关怀,患者无法获得相应的情绪价值,信任难以建立。通过更多的数据支持和随机对照研究来解决医师和患者的焦虑和不信任,是人工智能在推广应用上必经之路。

基于当下人工智能的应用模式,我们对人工智能在肿瘤诊疗当中的一些适用场景和发展方向进行了总结和展望。显然,更好地完善相关制度规范,探索更多的临床应用场景,建设更加完备的适用平台,在未来人工智能在肿瘤诊疗中的应用还会有更广阔的空间和平台。

(王富博　鲁文浩　杨翰超)

参考文献

［1］ Food and Drug Administration. FDA permits marketing of artificial intelligence-based device to detect certain diabetes-related eye problems［J］. Accessed, 2018.

［2］ Jiang Y, Yang M, Wang S, et al. Emerging role of deep learning-based artificial intelligence in tumor pathology［J］. Cancer Commun (Lond), 2020, 40(4): 154 - 166.

［3］ Hung A J, Chen J, Gill I S. Automated performance metrics and machine learning algorithms to measure surgeon performance and anticipate clinical outcomes in robotic surgery［J］. JAMA Surg, 2018, 153(8): 770 - 771.

［4］ Sarikaya D，Corso J J，Guru K A. Detection and localization of robotic tools in robot-assisted surgery videos using deep neural networks for region proposal and detection［J］. IEEE Trans Med Imaging，2017，36(7)：1542 - 1549.

［5］ 刘力,刘国勇,高品鑫,等.浅析 120 云调度系统在院前医疗急救工作中的运用［J］.中国数字医学,2020,15(09)：53 - 55.

［6］ 焦岳龙,左克强,陈震,等.门诊全流程智慧医疗体系建设实践与探索［J］.中国医院管理,2021,41(05)：39 - 42.

［7］ 常健,李萍,滕知轶,等.“智慧医疗”助力一站式住院服务模式实践与思考［J］.中国医院,2017,21(12)：1 - 3.

［8］ Kann B H，Hosny A，Aerts H J W L. Artificial intelligence for clinical oncology［J］. Cancer Cell，2021，39(7)：916 - 927.